GRUNDRISS DER MEDIZIN DER ALTEN ÄGYPTER I

HERMANN GRAPOW

ANATOMIE UND PHYSIOLOGIE

1954

AKADEMIE-VERLAG · BERLIN

Erschienen im Akademie-Verlag GmbH., Berlin W 8, Mohrenstraße 39
Lizenz-Nr. 202 · 100/131/54
Satz, Druck und Bindung: IV/2/14 - VEB Werkdruck Gräfenhainichen · 364
Bestell- und Verlagsnummer: 3014/1
Printed in Germany

DEM GEDÄCHTNIS AN

ADOLF ERMAN

ZU SEINEM 100. GEBURTSTAG

AM 31. OKTOBER 1954

Vorwort

Mit dem hier vorgelegten Buch beginne ich die Durchführung eines wissenschaftlichen Vorhabens, das ich seit langen Jahren geplant und vorbereitet habe, das ich aber erst jetzt, nach dem ersten Abschluß der Bearbeitung und Herausgabe des Wörterbuches der ägyptischen Sprache, ernstlich in Angriff nehmen kann: eine Darstellung der altägyptischen Medizin auf Grund philologischer Bearbeitung der für sie vorliegenden Texte. Der Fortgang der Veröffentlichung hängt zum guten Teil davon ab, wie schnell es meinen Mitarbeitern von Deines und Westendorf gelingt, mit mir das in Arbeit befindliche Sonderwörterbuch aller in den ägyptischen medizinischen Texten enthaltenen Wörter fertigzustellen, das die notwendige Voraussetzung für die philologische Bearbeitung der Texte und für ihre Übersetzung und ihre Erklärung bilden soll. Wer die ägyptischen medizinischen Texte nicht sehr genau kennt, ahnt nicht, welche Schwierigkeiten sie bieten, welche Fragen sich erheben je tiefer man in den Stoff eindringt.

Über die Gesichtspunkte, nach denen ich den vorliegenden ersten Teil des Werkes abgefaßt habe, sind im Buch selbst Andeutungen zur Genüge gemacht. Für den Gesamtplan im Grundsätzlichen darf ich auf meine „Untersuchungen" von 1935 verweisen. Ich hoffe, für die Anatomie und Physiologie annähernd Abschließendes erreicht zu haben, bin jedenfalls bemüht gewesen, das Wesentliche zu erfassen. Daß der Noten so viele (nahezu siebenhundert) geworden sind, bedauere ich selbst. Aber es war nicht wohl anders zu machen.

Ich widme das Buch dem Gedächtnis an Adolf Erman, dessen hundertsten Geburtstages wir in diesem Jahre gedenken. Erman hat immer an der Aufhellung der Probleme der altägyptischen medizinischen Texte Anteil genommen, vom Papyrus Ebers über den Berliner Papyrus und die Zaubersprüche für Mutter und Kind bis zum Edwin Smith. Beim Lesen der Korrektur des Glossars von Stern zum Ebers hat er seine erste wissenschaftliche

Entdeckung gemacht, und während meiner Verzettelung des Smith für das Wörterbuch und für Breasted hat er sich mit mir über das unerhörte Neue an Sprache und Inhalt seiner Texte mit jugendlicher Begeisterung gefreut. Seitdem hatte er mir wiederholt nahegelegt, mich der ägyptischen Medizin wissenschaftlich anzunehmen.

Berlin, im März 1954

Hermann Grapow

Inhaltsverzeichnis

Zur Einführung

Es ist hundert Jahre her, seit der junge Heinrich Brugsch in der „Allgemeinen Monatsschrift für Wissenschaft und Literatur", Braunschweig 1853, auf Seite 44—56 einen Aufsatz veröffentlichte „Über die medicinischen Kenntnisse der alten Ägypter und über ein alt-ägyptisches medicinisches Manuscript im Königl. Museum zu Berlin". Damit eröffnete der erst Sechsundzwanzigjährige das Studium der Medizin der alten Ägypter auf Grund ägyptischer Texte, während wir bis dahin nur, von Herodot an, dürftige Nachrichten aus zweiter Hand über sie besessen hatten. Den Papyrus, dessen Gehalt er mit dem ihm zuteil gewordenen genialen Scharfblick erkannt hatte, gab er zehn Jahre später vollständig heraus und interpretierte den nicht leicht zu lesenden und außerordentlich verderbten Text, so gut sich das damals, in den Anfängen der Ägyptologie, tun ließ[1]). An der alsbald in immer steigendem Maße einsetzenden Arbeit, diesen Berliner medizinischen Papyrus und den 1875 veröffentlichten Papyrus Ebers im einzelnen verständlich zu machen, hat sich Brugsch aber nicht beteiligt. Er sah zu deutlich „die unsäglichen Schwierigkeiten, die mit derartigen Versuchen verbunden sind", die er 1891 in seiner „Ägyptologie"[2]) so kennzeichnete: „Diese Schwierigkeiten bestehen der Hauptsache nach in folgendem: 1. in der richtigen Bestimmung der einzelnen und besonders der inneren Organe des menschlichen Körpers; 2. in der genauen Auffassung der einzelnen Bezeichnungen der Krankheiten und ihrer Symptome; 3. in der zutreffenden Erklärung der zahlreichen Medikamente vegetabilischen und mineralischen Ursprungs; und 4. in der genauen Bestimmung der Grundeinheit des Gewichts und ihrer Teile".

Diese von Brugsch wenige Jahre vor seinem 1894 erfolgten Tode so klar erkannten Schwierigkeiten, von denen die zu Punkt 4 erwähnten übrigens die geringfügigsten wären, da wir die alten Rezepte doch nicht oder doch nur zum kleinsten Teil wieder ausführen können (vgl. oben zu Punkt 3), sind seitdem infolge des Fortschritts unserer Kenntnisse und mit Hilfe der inzwischen ans Licht gekommenen neuen medizinischen Papyrus wesentlich verringert worden. Völlig beseitigt sind sie aber auch heute noch nicht, und

[1]) H. Brugsch, Recueil de Monuments taf. LXXXV—CVII und Seite 101—120.

[2]) H. Brugsch, Die Ägyptologie (Lpzg. 1891), S. 409.

bei der Lage der Dinge werden sie sich auch künftig nicht völlig beseitigen lassen in dem Sinne, daß wir einmal jedes Organ, jede Krankheit, jede Droge und so weiter eindeutig bestimmen können.

Aber die von Brugsch genannten Schwierigkeiten sind nicht die einzigen, die dem Verständnis der ägyptischen medizinischen Texte entgegenstehen oder bislang entgegenstanden, Schwierigkeiten, von denen Brugsch freilich nichts wissen konnte, die sich erst beim Zuwachs unseres Textmaterials herausgestellt haben und bei den Versuchen, dieses Materials wissenschaftlich Herr zu werden. Ein flüchtiger Blick auf dieses Material und eine knappe Rückschau auf Wesentliches seiner bisherigen Erforschung werden deutlich machen, um was es geht.

Die ägyptischen medizinischen Texte liegen uns, von einer hier nicht in Betracht kommenden Nebenüberlieferung[1]) abgesehen, in Papyrushandschriften[2]) vor, die inhaltlich von zweierlei Art sind. Entweder enthält eine solche Handschrift in der Hauptsache[3]) nur ein einziges, in sich geschlossenes größeres medizinisches Einzelwerk, oder sie enthält eine Sammlung von vielen, von hunderten kleinerer Texte (im wesentlichen Diagnosen, Rezepte und Besprechungssprüche), die einzeln oder in Gruppen[4]) sehr ungleicher Länge aus den verschiedensten (uns nicht mehr vorliegenden) Quellen abgeschrieben und ohne eine uns erkennbare Ordnung aneinandergereiht sind.

Zu den erstgekennzeichneten Papyrus gehören bisher der Papyrus Edwin Smith[5]) mit dem sehr umfangreichen Anfang eines alten Buches „von den Wunden" (um es so „Wundenbuch" zu benennen; der alte Titel ist verloren), ein Papyrus aus Kahun mit beträchtlichen Resten eines Buches über Frauenkrankheiten[6]) und ein Papyrus (Pap. Beatty VI) mit einer geschlos-

---

[1]) Damit meine ich Medizinisches in Texten nicht eigentlich medizinischen Inhalts: Erwähnungen eines Arztes, einer Krankenbehandlung, eines Rezepts mitten unter Zaubersprüchen, und was dergleichen mehr ist.

[2]) Diese Handschriften, für die ich betreffs alles Einzelnen auf die Seite 4 genannten „Untersuchungen" verweise, liegen uns von etwa 1900—1250 v. Chr. vor. Aber damit ist nur die Zeit der Niederschrift gemeint. Ein beträchtlicher Teil der in den Papyrus enthaltenen Texte wird oder kann erheblich älter sein. — Die Frage nach dem wahren Alter der medizinischen Texte ist für unser Vorhaben, die Anatomie kennenzulernen, ohne Belang.

[3]) Es stehen außer den weiter unten gekennzeichneten Haupttexten immer auch noch einige kleinere, zum Teil nur halbmedizinischen Inhalts, in einer solchen Handschrift.

[4]) Auch in den Sammelhandschriften finden sich inhaltlich geschlossene Gruppen von Rezepten und von Diagnosen einheitlichen Themas, wie die Diagnosen über Magenleiden, über Geschwülste verschiedener Art, über Augenkrankheiten und anderes, die, wie kleine Bücher für sich, Aufnahme gefunden haben. Hierher gehören auch die beiden „Bücher" vom Herzen und den Gefäßen im Pap. Ebers.

[5]) Siehe Näheres Seite 4.

[6]) F. Ll. Griffith, Hieratic papyri from Kahun. London 1898. Taf. V und VI nebst Bemerkungen dazu.

senen Reihe von Rezepten über Erkrankungen des Afters[1]). Die zweite Gruppe hat ihre wichtigsten Vertreter in den Papyrus Ebers, Hearst und Berlin, die sich an nicht wenigen Stellen inhaltlich decken, indem derselbe Text, sei es Diagnose oder Rezept oder Spruch, sowohl im Ebers als auch im Hearst und auch im Berliner Aufnahme gefunden hat, zumeist in diesem Papyrus in ganz anderer Umgebung als in jenem[2]).

Dieses Verhältnis der Sammelhandschriften zueinander wurde 1905 deutlich durch den Papyrus Hearst[3]), der eine sehr große Zahl von Rezepten und auch Diagnosen mit seinem ungefähr zur gleichen Zeit zusammengeschriebenen viel stattlicheren Bruder, dem Papyrus Ebers, gemeinsam hat, daneben aber auch viele neue solcher Texte enthält, die im Ebers und im Berliner nicht stehen. Der Herausgeber des Hearst, G. A. Reisner, hat den Tatbestand klar erkannt, ist den Fragen aber nicht weiter nachgegangen. Und auch von anderer Seite geschah zunächst nichts, die so gebotene Möglichkeit zu benutzen, die Sammelhandschriften auf ihre Einzeltexte hin kritisch zu untersuchen. Im Gegenteil: die Papyrus Ebers und Genossen wurden auch weiterhin wissenschaftlich so behandelt, als wären sie selbständige medizinische Bücher.

Jedenfalls hat W. Wreszinski das hier vorliegende Problem und die Mittel zu seiner Lösung offenbar nicht erkannt, als er den Papyrus Berlin nach Brugsch zum zweitenmal herausgab[4]), den Papyrus London erstmalig veröffentlichte[5]), den Hearst[6]) und den Ebers in hieroglyphischer Umschrift publizierte[7]) (was noch nicht geschehen war) und dabei den Hearst, den Berliner und den Londoner auch übersetzte und zu erklären versuchte, so gut er es vermochte. Diese Ausgaben sind praktisch recht brauchbar, weil die Einzeltexte in jeder Handschrift durchnumeriert sind, was das Zitieren sehr erleichtert. Aber einen wirklichen wissenschaftlichen Fortschritt stellen diese Ausgaben, die selbstverständlich in den Übersetzungsversuchen und den sogenannten Kommentaren zu ihnen manche gute Bemerkungen bieten,

---

[1]) A. H. Gardiner, Hieratic Papyri in the British Museum. Third Series (Chester Beatty Gift) taf. 30—32a (Pap. Beatty VI = Pap. Brit. Mus. 10686). London 1935.

[2]) Über das einzelne vgl. „Untersuchungen“ Bd. I (vgl. dazu Seite 4, 2).

[3]) G. Reisner, The Hearst medical papyrus. Hieratic text in 17 facsimile plates in collotype with introduction and vocabulary. Lpzg. 1905. 48 Seiten und 17 Tafeln.

[4]) W. Wreszinski, Die Medizin der alten Ägypter, Band 1: Der große medizinische Papyrus des Berliner Museums (Pap. Berlin 3038). In Faksimile und Umschrift, mit Übersetzung, Kommentar und Glossar. Lpzg. 1909. 142 Seiten mit 24 Lichtdrucktafeln. 4⁰. — Wreszinski hat sein eigentliches Vorhaben, auf Grund seiner Ausgaben und Übersetzungen eine Gesamtdarstellung der ägyptischen Medizin zu entwerfen, nicht durchgeführt, vielmehr die Arbeit nach der Veröffentlichung der Umschrift des Pap. Ebers abgebrochen.

[5]) W. Wreszinski, Der Londoner medizinische Papyrus (Brit. Museum Nr. 10059) und der Papyrus Hearst in Transkription, Übersetzung und Kommentar. (Mit Faksimile des Londoner Papyrus auf 19 Lichtdrucktafeln.) Lpzg. 1912. 237 Seiten. 4⁰.

[6]) Vgl. das unter Anm. 3 genannte Buch.

[7]) W. Wreszinski, Der Papyrus Ebers. 1. Teil: Umschrift. Lpzg. 1913. 228 Seiten. 4⁰.

doch nicht dar. Denn worauf es hätte ankommen müssen, wäre gewesen, von den Handschriften zu den in ihnen enthaltenen medizinischen Texten zu gelangen, das Zusammengehörige aus den verschiedenen Papyrus auch zusammenzubringen, und der ganzen Masse von Hunderten von verstreut aufgeschriebenen Einzeltexten[1]) eine neue sachliche Ordnung zu geben und den disparaten Stoff erst einmal mit philologischer Kritik zu durchleuchten und aufzubereiten, bevor er überhaupt für die Mediziner und Medizinhistoriker verständlich und benutzbar gemacht werden kann.

Daß sich hier weiterkommen läßt, hat sich bei den Untersuchungen ergeben, die H. Grapow über die Sammelhandschriften angestellt hat[2]). Sorgfältige Beobachtungen hinsichtlich der Fachsprache der ägyptischen Ärzte, insbesondere die Erkenntnis der sprachlich und stilmäßig völlig verschiedenen „Leitformen" der Diagnose (beschreibend und in Sätzen gehalten) und des Rezepts (mit möglichster Knappheit und Kürze auch des Sprachlichen), haben es ermöglicht, das in den Sammelhandschriften Enthaltene zu entwirren, aufzugliedern und zu ordnen. Dabei sind auch zahlreiche kleine oder größere Versehen der alten Kompilatoren zutage gekommen, zweimalige Aufnahmen desselben Rezepts an ganz verschiedenen Stellen innerhalb desselben Papyrus und mancherlei Fehler, Auslassungen, Verkürzungen sonst, die sich zum Teil aus den Quellen erklären und aus der Art, wie die Abschreiber ihre Arbeit taten, die eine wesentlich mechanische war, jedenfalls nicht die von Ärzten.

Diese Untersuchungen waren angeregt durch den 1922 zuerst bekanntgewordenen Papyrus Edwin Smith[3]) mit dem alten Buch „von den Wunden". Von diesem umfangreichsten einheitlichen altägyptischen medizinischen Text, den wir bislang besitzen, im Diagnosenstil, im Stil der wissenschaftlichen Beschreibung und Belehrung, ist so helles Licht auch auf die Sammelschriften gefallen, daß deren Durchforschung in der angedeuteten Weise und so ergebnisreich möglich wurde. Im übrigen ist der Papyrus Edwin Smith die einzige altägyptische medizinische Schrift, die bisher von ägyptologischer Seite aus allseitig gründlich und weitgehend abschließend philologisch durchgearbeitet ist. Für die allermeisten der Texte sonst bleibt solche

---

[1]) Die Papyrus enthalten, rund gerechnet, etwa 1200 verschiedene Diagnosen, Rezepte und Besprechungen (diese in verhältnismäßig kleiner Zahl).

[2]) H. Grapow, Untersuchungen über die altägyptischen medizinischen Papyri Bd. I Lpzg. 1935. 112 Seiten. 8⁰; Bd. II Lpzg. 1936. 138 Seiten. 8⁰ (erschienen in den Mitteilungen der vorderas.-ägypt. Gesellschaft 40. Bd. 1. Heft und 41. Bd. 2. Heft). Band I behandelt: das Material — Inhalt und Analyse der Papyri — Entstehung der Sammelhandschriften — Arzt und Kranker; Band II: Die Diagnosen — die Rezepte — die Zaubersprüche — Sprache und Alter der medizinischen Texte — Neuordnung der medizinischen Texte.

[3]) J. H. Breasted, The Edwin Smith Surgical Papyrus. Published in facsimile and hieroglyphic transliteration with translation and commentary. Chicago, University Press 1930. Bd. I: 596 Seiten, 8 Tafeln. Bd. II: 16 Seiten, 46 Tafeln. — Der Haupttext im folgenden als „Wundenbuch" zitiert.

zunächst rein philologische eindringende Behandlung[1]) noch zu tun, so vielerlei im einzelnen auch schon für dieses oder jenes Stück geschehen ist. Zu solchen ägyptologischen Beiträgen für die Verständlichmachung der medizinischen Einzeltexte gehört auch die überaus gute (unveröffentlichte) Verzettelung des Papyrus Ebers für die Zwecke des Ägyptischen Wörterbuches durch H. O. Lange.

Es ist immerhin bemerkenswert, daß eine Übersetzung des ganzen Ebers bislang nur von ärztlicher Seite unternommen worden ist. Der ersten, heute völlig veralteten, von dem Berliner praktischen Arzt H. Joachim[2]) ist jetzt eine zweite gefolgt von dem norwegischen Arzt B. Ebbell[3]). Eine Bearbeitung und Übersetzung der Sammlung von Rezepten gegen Erkrankungen des Afters aus dem Pap. Beatty VI wird dem belgischen Arzt F. Jonckheere verdankt[4]).

Wie sich denn überhaupt neben den Ägyptologen bevorzugt auch Ärzte und sonst an der Geschichte der Heilkunde Interessierte an der Erforschung der ägyptischen medizinischen Texte beteiligt haben. Die Zahl aller dieser kleineren oder größeren Arbeiten ist sehr erheblich, geht in die Hunderte[5]). Aber sehr vieles davon ist veraltet und muß es sein, weil gerade auf diesem Gebiet dem Irrtum Tür und Tor geöffnet sind bei den unsicheren Grundlagen und bei dem ja verständlichen Wunsch, doch etwas von den Dingen verstehen und deuten zu wollen. Das gilt von den Ägyptologen ebenso wie von den Nichtägyptologen.

G. Ebers deutete seinerzeit die Bezeichnung einer Verletzung „Biß von Menschen" (also einer Bißwunde) als „Stich von Menschen[hand ins Auge]" und machte aus einer Wunde durch „Biß eines Krokodils" eine Krankheit „Krokodilsrachen", in der er eine Augenkrankheit, das Pterygion, sehen wollte. Und das alles darum, weil er einige Rezepte, die dem Schluß des Buches von den Augenkrankheiten im Papyrus Ebers folgen, fälschlich noch

---

[1]) Die Bemerkungen zu allerlei sprachlichen Erscheinungen, die Wreszinski in den „Kommentaren" der von ihm herausgegebenen Papyrus gemacht hat, sind alles andere als eine Erfüllung dieser Forderung. Und für seine „Übersetzungen" gilt leider dasselbe. Sie lassen an vielen Stellen sehr zu wünschen übrig. Es war unvorsichtig, die Pionierleistung der Erstausgabe des Berliner medizinischen Papyrus durch H. Brugsch mit den Worten abzutun „weder die Tafeln noch die Bemerkungen im Text sind zulänglich" (Einleitung von Wreszinskis Ausgabe Seite V)!

[2]) Papyros Ebers. Das älteste Buch über Heilkunde. Aus dem Ägyptischen zum erstenmal vollständig übersetzt von Dr. med. H. Joachim, prakt. Arzt in Berlin. Berlin 1890. 214 Seiten. 8°.

[3]) The Papyrus Ebers. The greatest egyptian medical document. Translated by B. Ebbell, late county medical officer. Kopenhagen 1937. 135 Seiten.

[4]) Le Papyrus Médical Chester Beatty (VI) par le Dr. Frans Jonckheere. Brüssel (Fondation Reine Elisabeth) 1947. Ein besonders gutes Buch, das um seiner sauberen und methodischen Arbeit willen dem Verfasser wirklich verdankt wird.

[5]) Die „Internationale Bibliographie der altägyptischen Medizin, 1850—1930, bearbeitet von Miron Goldstein" (Berlin 1933) nennt, unvollständig, schon 243 Bücher und Aufsätze! Und seitdem ist sehr vieles hinzugekommen.

zu den Augenkrankheiten zog, statt sie als eine kleine Sondergruppe von Wunden durch Bisse zu erkennen[1]). Und B. Ebbell deutete das in seiner Bedeutung völlig gesicherte ägyptische Wort für „Nabel, Nabelschnur" einfach um in „Genitalia, Pudenda", weil ihm von seinem ärztlichen Standpunkt aus diese Bedeutung zu dem von ihm unrichtig verstandenen Zusammenhang der Stellen seines Vorkommens besser zu passen schien[2]).

Der Irrtum von G. Ebers fällt in das Jahr 1889. Die Mißdeutung B. Ebbells erschien 1930. Es dürfte erkennbar sein, daß in diesem Forschungsbereich Vorsicht, Besonnenheit, Zurückhaltung und Bescheidenheit geboten sind, im Sinne des Urteils Max Meyerhofs[3]) „über die Untersuchung des chirurgischen Teils des Pap. Ebers durch den norwegischen Arzt und Sprachforscher B. Ebbell"[4]), zu der Meyerhof sagt: „Ebbell bespricht 15 Krankheitsbilder, welche er als Geschwülste, Ascites, Hydrocelen, Abscesse, Aneurysmen und Lepra auffaßt. Doch haben seine Erklärungen nicht den ungeteilten Beifall der Ägyptologen gefunden. Das ist auch nicht möglich, da den Krankheitsnamen keine Beschreibungen beigegeben sind und es somit mehr oder minder auf ein Erraten hinauskommt". Und ganz ähnlich wie der Arzt Meyerhof urteilt der Medizinhistoriker Henry E. Sigerist in seiner großartigen Darstellung der ägyptischen Medizin, der umfassendsten und besten, die bisher gelungen ist[5]).

Das Gesagte gilt nicht nur für die ägyptischen Krankheitsbezeichnungen, sondern gilt so ziemlich für den ganzen Bereich der ägyptischen medizinischen Texte. Aber das bedeutet auch wieder nicht, daß wir überhaupt verzichten müssen, das Übersetzbare zuverlässig zu übersetzen und das Deutbare mit Vorsicht zu deuten.

---

[1]) Vgl. dazu H. Grapow, Über den Schluß des Buches von den Augen im Pap. Ebers (in: Melanges-Maspero vol. I = Mémoires de l'Institut français, tome LXVI p. 309ff.).

[2]) Zeitschrift für ägyptische Sprache Bd. 65, 1930, 61. Belehrung durch A. H. Gardiner ebda. Bd. 66, 1931, 71 (von Ebbell nicht beachtet). — Vgl. auch unten Seite 62, 4.

[3]) In seiner guten, auch sachlich fördernden Besprechung des Papyrus Edwin Smith als ältestes Chirurgiebuch der Welt (Deutsche Zeitschrift für Chirurgie Bd. 231, S. 645). — Aber gleichwohl hat Ebbell alle diese überkühnen Deutungen, und noch viele andere dazu, in seine Übersetzung des Ebers aufgenommen, die durchaus nicht geeignet ist, dem Nichtägyptologen ein auch nur annähernd zutreffendes Bild vom Inhalt dieses Papyrus zu vermitteln.

[4]) In Acta Orientalia Bd. 7 (1928), 1—47.

[5]) Henry E. Sigerist, A History of Medicine. Vol. I: Primitive and archaic Medicine. New York 1951. Darin auf S. 215—273 die ägyptische Medizin nach ihrer magisch-religiösen und empirisch-rationalen Seite hin mit eingehender Behandlung der Literatur, der Praxis und der Theorie, auf Grund umfassender Kenntnis des darüber bisher Erarbeiteten, das besonnen und kritisch gesichtet und beurteilt wird. Dazu ist das Ganze hineingestellt in die sozialen und wirtschaftlichen Lebensbedingungen des ägyptischen Menschen: eine ganz große Leistung von ungewöhnlicher Bedeutung und bleibendem Wert, auch deshalb, weil die alte Medizin nicht vom europazentrischen Blickpunkt aus betrachtet wird.

I. Vorbemerkungen

A. Allgemeines

Die Grundlage der „Medizin als Naturwissenschaft vom gesunden und vom kranken Menschen mit dem Ziel, Krankheiten zu heilen und zu verhüten“[1]), bildet die Kenntnis des Körperbaus und seiner Organe, deren Gestalt, Lage und Verhältnis zueinander, ihre Aufgaben und das Wie der Erfüllung dieser Aufgaben. Die schon von Galen erhobene Forderung, Anatomie und Physiologie als die Grundlagen der Medizin zu betrachten und demgemäß zu studieren, ist heute von der Forschung, wenn auch keineswegs in einer immer geradlinigen und stetig nur fortschreitenden Wissensentwicklung, auf das Wunderbarste erfüllt. Was sorgfältige Untersuchung der Organe vom Gröbsten bis zu ihren kleinsten Formelementen, was Erfahrung, kluge und besonnene Kombination und gelegentlich auch durch Wissen und Erfahrung gelenkte Theorie an Kenntnissen über Anatomie und Physiologie schon erarbeitet haben, bildet in der Tat die Grundlage des Wissens nicht nur für jeden Arzt, sondern innerhalb bestimmter Grenzen auch für Jeden und Jede, die so oder so irgendwie mit der Heilkunde zu tun haben oder an ihr mithelfen.

Es ist für den neue Fortschritte erarbeitenden ärztlichen Wissenschaftler wie für den ärztlichen Praktiker gewiß belanglos, immer wieder den langen Weg zu überdenken, der zu dem Wissen der Gegenwart geführt hat, wenn er ihn auch einmal lernend mit großen Schritten gegangen sein muß und wird. Aber für den an der Geschichte der Medizin interessierten Laien ist es nicht ohne Reiz, ja, ist es eine Notwendigkeit, sich rückschauend und zurückgehend darüber klar zu bleiben, wie unendlich lang dieser Weg gewesen ist und wie schwer es gehalten hat, auch auf diesem Gebiet der Naturwissenschaften die Feinde wahrer wissenschaftlicher Erkenntnis, als da sind bloße Spekulation, falsche Dogmen, auf verkehrten Grundlagen aufgebaute Theorien, zu überwinden. Und vor allem, wie lange der Mensch gebraucht hat, um vom Grübeln über die Dinge und Erscheinungen gerade auch in der Medizin zum unbefangenen Beobachten und zum richtigen Fragen und damit schließlich auch zum richtigen Antworten zu gelangen.

[1]) Diese Definition habe ich dem Vorwort zur 1. Auflage von Th. Brugsch, Lehrbuch der inneren Medizin (14. Auflage 1950), entnommen.

Es sei an ein paar der Stationen des Weges[1]) erinnert, weil sie auch für die anatomischen und physiologischen Kenntnisse oder, wenn man will, Unkenntnisse, der altägyptischen Ärzte von Bedeutung sind. Nach einigen Vorstadien der aufdämmernden Erkenntnis wie bei Alkmaion von Kroton (um 500 v. Chr.), der eine erste Vorstellung von der zentralen Stellung des Gehirns für das Seelenleben gehabt zu haben scheint, und bei Plato[2]), der wenigstens Sehen, Hören und Riechen auf die Tätigkeit des Gehirns zurückführt, sind es erst die Alexandriner um 250 v. Chr. gewesen, die auf Grund anatomischer Studien an menschlichen Leichen alles Denken und Empfinden in das Gehirn verlegten. Bis dahin war von den Griechen neben dem Herzen vor allem das Zwerchfell, das Phrēn, als das Zentrum wie des Lebens so auch des Denkens, Fühlens und Empfindens angesehen worden. Und von den alten Ägyptern das Herz und möglicherweise auch der Magen[3]).

Nachdem die Alexandriner die ersten Anfänge einer Lehre entwickelt hatten, derzufolge die Arterien nicht nur Pneuma, sondern auch Blut führen, hat vierhundert Jahre später Galen im zweiten Jahrhundert n. Chr. eine fortab maßgeblich gebliebene Lehre von der Blutbewegung (über die sich schon die alten Ägypter zweitausend Jahre früher ihre merkwürdigen Gedanken gemacht hatten) aufgestellt, die vieles Richtige, aber dessen nicht genug enthielt. Die volle Erkenntnis des großen und des kleinen Blutkreislaufs wurde erst 1619 von William Harvey gewonnen und erhielt vierzig Jahre später von Malpighi durch Beobachtung des Kapillarkreislaufs unter dem Mikroskop ihre endgültige Bestätigung.

Und endlich: die Grundlage aller Grundlagen, die Sektion menschlicher Leichen und die Präparierung und genaue Betrachtung der einzelnen Organe und ihrer Zusammenhänge, sie ist erst von den Alexandrinern, wieder von ihnen als den eigentlichen Begründern der Medizin als Wissenschaft, mit der Anatomie der Körperhöhlen und im besonderen des Gehirns eingeleitet worden. Daß sie im weiteren Verlauf der Medizingeschichte zeitweise wieder aufgegeben und nur auf Tierkadaver angewendet wurde, ist eine Sache für sich. Bei demjenigen alten Volk aber, dem es nicht nur erlaubt, sondern religiöse Pflicht war, durch Jahrtausende täglich und täglich wer weiß wie viele Leichen zum Zweck ihrer Mumienbereitung zu öffnen und die großen Eingeweide herauszunehmen und zu pökeln, um auch sie vor Verwesung zu schützen, bei den alten Ägyptern ist es offenbar niemals zu einer bewußten, das heißt beobachtenden und Erkenntnisse suchenden Sektion gekommen. Die Leichen wurden ausgenommen, wie man in der Küche etwa eine Gans

---

[1]) Für die folgenden anspruchslosen und hoffentlich richtigen Andeutungen stütze ich mich auf Aschoff-Diepgen, Kurze Übersichtstabelle zur Geschichte der Medizin, 6. Aufl., Berlin 1945.

[2]) Phaedon 96b.

[3]) Der ägyptische Fellache glaubt noch heute, daß der (arab.) rûḥ, die Seele, in den großen Eingeweiden, besonders in der Leber und im Herzen wohnt (H. Winkler, Bauern zwischen Wasser und Wüste, S. 135).

ausnimmt. Und so sind sich die altägyptischen Ärzte, ob sie nun an der Mumienbereitung beteiligt waren oder nicht, was sie ja doch gewiß hätten tun können, wenn sie es gewollt hätten, niemals über die Lage und die Zusammenhänge der großen Eingeweide klar geworden. Das wird sich leider noch erweisen.

Wenn sie es gewollt hätten: das ist das Entscheidende. Man hat wohl mit Recht gesagt, daß die Wissenschaft als solche erst von den Griechen in die Menschheit gebracht worden sei. Zum wenigsten das Erstaunen über eine neue Erscheinung, das Fragen und das Bemühen um eine befriedigende Antwort. Und solches Fragen, solches Aufmerken und Aufhorchen hat offenbar dem Ägypter fern gelegen, das hatte er noch nicht gelernt. Jedenfalls noch nicht in dem nötigen Ausmaße. Er war nicht neugierig genug, um wirklich wissenschaftlich fragen und denken zu können. Und so groß auch das Wissen der alten Ägypter auf vielen Gebieten gewesen ist, viel größer als wir den Texten ihrer sogenannten wissenschaftlichen Literatur unmittelbar entnehmen können: das eigentliche Forschen war noch nicht ihre Sache. Wie ihre zeichnerisch darstellende Kunst, so war auch ihr wissenschaftliches Denken vielfach noch mehr vorstellig als unbefangen anschauend und beobachtend.

Es wird uns Heutigen, denen schon die Schule eine, wenn auch nur elementare so doch zuverlässige, Kenntnis vom Bau des Körpers und von den Hauptfunktionen seiner wichtigsten Organe vermittelt, nicht leicht, zu begreifen, wie die alten Ärzte so stark unter dem Einfluß bloßer Theorien stehen konnten, statt das, was sich schon ganz äußerlich beobachten ließ, auch tatsächlich denkend zu beobachten. Und die Vorstellung der altägyptischen Laien beispielsweise, die Gebärmutter sei nach der Leibeshöhle hin offen[1]), und sowohl Empfängnis wie Geburt könnten durch den Mund erfolgen, ist uns nicht verständlich. Aber solche Theorien haben, dafür gibt es auch in der Geschichte der Medizin wohl Beispiele, wenn auch schwerlich so krasse, eine merkwürdige Zähigkeit des Beharrens, zumal, wenn sie mit einem großen Urhebernamen verbunden sind, dessen Autorität sie schützt, oder wenn sie mit eingewurzelten religiösen Glaubenslehren zusammenhängen. Allein auch in unserer Zeit sind derartige rein theoretische Vorstellungen ohne den doch naheliegenden Versuch, sie an leicht erreichbaren Tatsachen nachzuprüfen, nicht unerhört, jedenfalls in Laienkreisen. Und schließlich war der Unterschied zwischen Arzt und Laie im alten Ägypten, und nicht nur dort, wohl vielfach noch ein fließender.

Ich kann es mir nicht versagen, dafür zwei Beispiele anzuführen, die geeignet erscheinen, uns die altägyptischen Vorstellungen verständlicher zu machen, wie wir sie ähnlich in den Volksmedizinen vieler Völker und nicht zuletzt auch bei den heutigen Fellachen Ägyptens finden. Wenn ein einfach gebildeter Mann, dem es ohnehin unangenehm ist, sich über sein körper-

[1]) Natürlich in ganz anderem, viel gröberen Ausmaß als es die Bauchmündung der tuba uterina tatsächlich ist. Von ihr haben die Ägypter schwerlich etwas gewußt.

liches Innere und die Vorgänge in ihm überhaupt Gedanken zu machen (und ich habe einem großen Ägyptologen sehr nahegestanden, der im Grunde nicht anders eingestellt war und jede nähere Bekanntmachung mit gewissen Tatsachen bezüglich unseres Leibesinnern eigentlich als peinlich empfand), wenn also etwa ein mecklenburgischer Landmann zum Arzt kommt und ihm klagt „Herr Dokter, mi deiht de Maag so weih", dann ist Maag für ihn so ziemlich alles, was bei ihm im Leibe zwischen Hals und Ansatz der Oberschenkel liegt. Und so sehr viel klarer sind leider, fürchte ich, auch die Vorstellungen des ägyptischen Arztes über „de Maag" nicht gewesen; ein wirkliches Wissen gerade von Magen und Herz besaß er jedenfalls nicht.

Sehr merkwürdig ist ein anderer Fall, den ich bei einem meiner Lehrer auf dem Lessing-Gymnasium erlebt habe, bei einem sehr unterrichteten und klugen Germanisten und guten Pädagogen, der sich wissenschaftlich in der Geschichte der Erziehung einen geachteten Namen gemacht hat, und der doch eines Tages bei irgendeiner Gelegenheit im deutschen Unterricht allen Ernstes behauptete, der Mann hätte eine Rippe weniger als die Frau. Wir Schüler der Untersekunda, die wir bei unserem Lehrer[1]) für Naturkunde (heute sagt man dafür „Biologie") über den Bau des Körpers vieles gelernt hatten, protestierten. Aber erst die Betrachtung des Skeletts unseres Naturkundekabinetts überzeugte. Wir haben uns damals wohl keine Gedanken darüber gemacht, wie jene falsche Vorstellung entstanden sein konnte. Heute glaube ich zu wissen, welcher Gedankengang unseren Dr. Heubaum geführt haben wird. Er wird geglaubt haben, die alttestamentliche Sage von der Erschaffung des Weibes aus einer Rippe des Mannes beruhe darauf, daß der Mann von Natur um eine Rippe ärmer sei als das Weib. Er glaubte so die Sage ätiologisch erklären zu sollen. Daß er nicht fragte, ob dieser vermeintliche Unterschied im Skelettbau auch tatsächlich vorhanden sei, war der Fehler, den er beging.

Nehmen wir einmal den Fall anders, nicht einen gebildeten und aufgeklärten Mann, wie unser Lehrer war, sondern einen buchstabengläubigen einfachen Menschen, dem das offenbarte Wort der Erzählung von der Entstehung des Weibes unbezweifelte Wahrheit bedeutet. Dieser müßte zu der Überzeugung gelangen, daß der Mann eine Rippe weniger habe als die Frau, weil es so in der göttlichen, weil inspirierten, religiösen Quelle stehe. Und er würde womöglich ein normales Skelett eines Mannes, sollte es ihm durch Zufall vor die Augen kommen und er überhaupt wagen, die Rippen nachzuzählen, für eine widergöttliche Ausnahme, für eine Anomalie erklären müssen.

Auf solche Weise könnte wohl jene oben angeführte höchst seltsame Vorstellung der Ägypter von der Empfängnis durch den Mund in ihr noch ganz primitives „Wissen" um den Bau des Körpers gelangt sein, eben auf Grund der altägyptischen religiösen Erklärung des abendlichen Verschwindens und

[1]) Ich setze in dankbarem Gedenken seinen Namen hier her: Karl Matzdorff. Ich zehre noch von dem, was ich bei ihm lernen durfte.

der morgentlichen Wiederkehr der Sonne durch deren Aufnahme am Abend in den Mund der auf Händen und Füßen über der Erdscheibe stehenden Himmelsgöttin, die den Sonnenball jeden Morgen aufs neue „zwischen ihren Schenkeln zur Welt bringt“, wie es schon in den ältesten Texten heißt[1]). Daß tatsächlich im gewöhnlichen Menschenleben die Empfängnis sich nicht durch den Mund vollzieht, hat den uralten Glauben, daß eine Empfängnis durch den Mund an sich möglich sei, in den Vorstellungen der Ägypter nicht beeinflußt, die im Bereich des Mythologischen, in der Welt der Götter sogar eine Geburt aus dem Munde für denkbar gehalten zu haben scheinen.

Soviel an Andeutungen gewisser Vorbehalte und Voraussetzungen, die wir uns gegenwärtig halten müssen, wollen wir die anatomischen und physiologischen Grundlagen der altägyptischen Medizin und diese selbst recht verstehen und richtig beurteilen.

B. Zur Nomenklatur

Anatomie und Physiologie lassen sich im Bereich der ägyptischen Medizin[2]) nicht trennen, bei deren Darstellung wir überhaupt mit Rücksicht auf die Dürftigkeit und Ungleichheit unseres Materials von modernen Einteilungen des Stoffes, wie etwa „Stützsystem — Muskeln — Blut und Kreislauforgane — Nervensystem und Sinnesorgane“ und so weiter, absehen und statt dessen ganz schlicht und sehr äußerlich, dafür aber gewiß im Sinne der altägyptischen Ärzte, in der Hauptsache nach der Folge der Körperteile vorgehen müssen, die schon früh in ein festes System gebracht wurde und die das einzige ist, an das wir uns halten können. Denn einen Text, der anatomisch-physiologische Tatsachen als solche für das Ganze des Körpers behandelte, besitzen wir aus dem alten Ägypten, fast möchte man sagen: selbstverständlich[3]), nicht, wenn uns auch zwei kleine Abhandlungen, sozusagen, über das Herz und die Gefäße des Körpers und einzelnes ähnliches sonst erhalten sind[4]).

---

[1]) Auch die Sterne werden von der als Muttersau gedachten Himmelsgöttin am Morgen aufgefressen und abends neu geboren; vgl. den Dramatischen Text in Abydos (the Cenotaph of Seti I at Abydos Zeile 3ff., und meinen Aufsatz in Ztschr. f. ägypt. Sprache Bd. 71, 1935. 45).

[2]) Für ihren Bereich klingen „Anatomie“ und „Physiologie“ fast zu anspruchsvoll. Die Bezeichnungen empfehlen sich aber durch Kürze und Prägnanz.

[3]) Ich möchte doch bekennen, daß ich mich trotz persönlicher Bewunderung dessen, was die ägyptischen Ärzte schon gewußt, und der sprachlichen Kunst, mit der sie es (für uns) aufgezeichnet haben, absichtlich, und eher zu viel als zu wenig, möglichster Zurückhaltung und Skepsis befleißige: Liebe ist gut, notwendig und fördernd, aber Enthusiasmus gefährdet die sachliche Beurteilung.

[4]) Denn die von Clemens Alexandrinus (Strom. lib. VI 268ff.) erwähnten sechs letzten der hermetischen Bücher über die Arzneikunst sind für uns verloren und stellten jedenfalls eine ganz späte Zusammenfassung des medizinischen Wissens dar.

Die Folge, in welcher der Ägypter die ihm wichtigsten Körperteile aufzuzählen pflegt, ist uns aus mehreren Textgruppen und aus Einzeltexten gut bekannt, die, so verschiedenartig auch Anlässe und Zwecke der listenmäßigen Zusammenstellungen sind, doch grundsätzlich immer dasselbe Ordnungsprinzip befolgen: Kopf und Gesicht, Hals, Schulter und Arme, Rumpf, Beine — also anders als unser landläufiges: Kopf, Rumpf, Gliedmaßen. Unter diesen Texten ist nur ein medizinischer, das sehr alte Buch „von den Wunden" über Kriegs- und Unfallchirurgie, das uns in seinem Anfang im Papyrus Edwin Smith vorliegt mit 48 chirurgisch zu behandelnden Fällen von Verletzungen am Schädel, am Gesicht, am Hals, am Schultergürtel und an den Armen sowie an der oberen Wirbelsäule und am Brustbein nebst Rippen; der übrige Teil des Buches ist nicht erhalten, weil von dem Abschreiber nicht kopiert, der mitten in einem Satz aufgehört hat, weiter abzuschreiben.

Die anderen dieser Listentexte sind nicht medizinischer Art. Die meisten von ihnen, mehr als ein Dutzend[1]), von den sehr alten Pyramidentexten bis zu ganz späten aus griechisch-römischer Zeit, sind magischen Charakters und dienen der sogenannten Vergottung[2]) des Verstorbenen, dessen wichtigste Körperteile (zu denen das Gehirn nicht gehört) jeder mit dem einer Gottheit in direkte oder indirekte Beziehung gesetzt wird. Mehrere ähnliche Listen[3]) enthalten einzelne Aussagen über die Körperteile, aber auch irgendwie zu magischen Zwecken. Andere nennen etwa die Teile der zerstückelten Leiche des Osiris[4]), oder die Körperteile der Himmelsgöttin[5]), oder auch die des Götterfeindes[6]), oder die der Geliebten (in einem Liebeslied)[7]).

Wodurch uns diese Listen wichtig und wertvoll sind, ist dreierlei: Einmal durch die Namen als solche, sodann durch ihre feste Folge, die ja auch das erwähnte Chirurgiebuch beobachtet und an die wir uns halten wollen, und drittens durch allerlei Aussagen über einzelne Körperteile, von denen manche uns über sie auch etwas anatomisch Brauchbares vermitteln.

Diese Listen nichtmedizinischen Charakters und Zwecks nennen rund achtzig verschiedene Körperteile, nimmt man alle Angaben der sehr ungleich

---

1) Die wichtigsten sind, in hier und im folgenden nur für Ägyptologen bestimmten und nur ihnen verständlichen Hinweisen: Pyr. 148—149; Pyr. 1303ff.; Totb. Spr. 42; Zaub. f. M. u. K. ed. Erman Text u; Sonnenlit. IV; Pap. Tur. P. u. R. 125; Metternich 13ff.; Deirelb. 116; Petosiris Nr. 148. — Totb. Spr. 172; Pap. Vatikan; Pap. Beatty VII und VIII. — Vgl. auch die Bemerkungen von Dawson, Ztschr. f. ägypt. Sprache Bd. 62, 1927, 21.

2) Darüber Oriental. Literaturzeitung 27, 1924, 558ff.

3) Pap. Leiden 343 Vs. 7, 10ff. (ausnahmsweise in der Folge von den Füßen zum Kopf); Zaub. f. M. u. K. ed. Erman Text e; Debod ed. Roeder § 138 und 139.

4) Pap. Rhind I 3, 3—5; Mar. Dend. IV 36.

5) Sethos Kenotaph: Sonnenuhr.

6) Urk. VI 79—85.

7) Lieb. Beatty I Sect. C.

langen und mehrfach unvollständigen Aufzählungen zusammen. Dazu kommt eine beträchtliche Anzahl anderer Körperteile aus dem Buch von den Wunden und eine weitere ziemlich große Zahl aus den übrigen medizinischen Texten und auch aus Texten aller Art sonst. Wir kennen im ganzen weit mehr als zweihundert Namen für Körperteile des Menschen. Aber in dieser Zahl sind einmal nicht wenige Namen, die denselben Körperteil bezeichnen, wie es denn mehrere profane und auch heilige Namen für das Auge, insbesondere das von Gottheiten, oder für das Ohr oder für noch andere Glieder und Organe gegeben hat. Und weiter sind die Namen in jenen Listen und in sonstigen Texten nichtmedizinischen Inhalts mehrfach nicht dieselben wie die in der Medizin für den betreffenden Körperteil verwendeten. So heißt zum Beispiel die Lunge gewöhnlich *wfꜣ*[1]), in der Medizin aber niemals so, sondern mit einem anderen alten Wort für die Lunge *smꜣ*, und die Galle, die sonst mit *šḫ* bezeichnet wird, heißt medizinisch *wdd*. Und derartiger Fälle gibt es mehr[2]).

Damit schrumpft die Anzahl der von den alten Ägyptern namentlich unterschiedenen Körperteile nicht unbeträchtlich zusammen. Soweit sie in den medizinischen Texten vorkommen, identifizierbar und für die Anatomie verwertbar sind, werden sie im folgenden angeführt und auf Grund aller in Texten aller Art über sie gemachten Aussagen untersucht und so genau wie möglich anatomisch festgestellt. Von den sonstigen Namen aber werden nur diejenigen berücksichtigt, aus deren Erwähnung anatomisch-physiologisch etwas Wesentliches zu lernen ist. Denn sämtliche uns zur Zeit bekannten Namen für Körperteile[3]) hier aufzuführen, ist nicht meine Absicht. Nicht auf die Namen an sich kommt es für uns ja an, sondern auf das anatomisch Wichtige. Im übrigen wird sich zeigen, daß mehrere Namen als reine Fachnamen anzusehen sind, die offenbar nur für die Zwecke möglichst genauer und eindeutiger Kennzeichnung eines bestimmten Körperteils geschaffen sind und die daher nur in der ärztlichen Fachsprache vorkommen.

Dieser gewiß bemerkenswerte erste Ansatz zu einer anatomischen Nomenklatur darf aber von deren Genauigkeit nicht die Vorstellung erwecken, als ähnele sie auch nur im entferntesten dem Grad von Unzweideutigkeit, der heute erreicht ist.

---

[1]) Ich gebe jedesmal, wo es mir wichtig erscheint, die Umschreibung des ägyptischen Wortes, zu der ich auf die Bemerkungen auf S. 14 verweise. Der Ägyptologe erwartet das und den nichtägyptologischen Benutzer des Buches wird es hoffentlich nicht stören.

[2]) Die Frage, wieweit es sich bei den verschiedenen Bezeichnungen desselben Körperteils um ältere und jüngere, um außer Gebrauch gekommene und neue Wörter handelt, kann für die Zwecke dieses Buches unberücksichtigt bleiben.

[3]) Diese sind auch über das Medizinische hinaus in großer Vollzähligkeit mit reichlichen Literaturangaben zusammengestellt in dem auf Seite 15 genannten Buch von G. Lefebvre.

C. Zur hieroglyphischen Schreibung der Namen

Unsere Feststellungen darüber, welcher bestimmte Körperteil, welches Organ des Körpers mit dem jeweils dafür vorliegenden ägyptischen Wort gemeint ist (oder wohl gemeint sein könnte), beruhen in der Hauptsache auf philologischen Erkenntnissen, in erster Linie auf einer Zusammenschau möglichst aller Stellen, in denen das in Frage stehende Wort in den Texten vorkommt, und auf einer sorgfältigen Untersuchung und Interpretation dieser Stellen im Zusammenhang des Satzes und des umgebenden Textes, wobei sich in den meisten Fällen genaue oder doch annähernd genaue und richtige Resultate erreichen lassen. Weiter liegen uns in den medizinischen Texten für eine Anzahl von Namen für Körperteile mehr oder weniger klare Beschreibungen[1]) und solchen ähnliche Angaben vor. Und auch die hieroglyphische Schreibung hilft uns bei vielen Wörtern, insofern die ja aus Bildern entstandene und bestehende Hieroglyphenschrift auch eine Anzahl von so oder so stilisierten Bildern von Körperteilen unter ihren Schriftzeichen enthält. Da die medizinischen Papyrus nur Texte geben, so sind diese Schriftbilder die einzigen Abbildungen von Körperteilen, die wir haben. — Selbstverständlich bieten uns die Zeichnungen der Reliefs und die Rundbilder allerlei anatomische Einzelheiten, wie, um nur ein Beispiel für viele zu nennen, das berühmte Holzrelief des Hesire aus dem alten Reich sehr schön die Schlüsselbeine zeigt und die Muskulatur der Beine, besonders auch die des Knies. Aber auf solche Darstellungen des menschlichen Körpers kann ich hier nicht eingehen. Wir wollen die Kenntnisse der alten Ärzte wieder zu gewinnen versuchen, nicht aber zusammenstellen, wie der ägyptische Kunsthandwerker den Körper sah und zur Anschauung brachte[2]).

Von den Schriftbildern, die einzelne Körperteile wiedergeben, wird im folgenden jeweils noch des näheren zu sprechen sein[3]). Hier sei aber im allgemeinen vorweg einiges bemerkt, das für ihre Bewertung zu beachten ist. Zunächst: diese Schriftzeichen sind in keinem Falle auch nur annähernd genaue, anatomisch korrekte Bilder des betreffenden Körperteils, inneren Organs und so weiter, wenn auch einzelne, wie das Bild des menschlichen Ohrs oder des Uterus einer jungen Kuh mit den Eierstöcken einigermaßen naturgetreu sind. Im ganzen geben die Bildzeichen sozusagen nur die Idee

[1]) Soweit der alte Ägypter beschreiben konnte, was er eigentlich nicht konnte, so wenig wie der moderne. Er sah und sieht immer nur das, was ihm persönlich wesentlich ist, nicht das an sich wichtige einer ganzen Erscheinung.

[2]) Das muß in der grundlegenden Behandlung dieser Fragen durch H. Schäfer in seinem Buch „Von ägyptischer Kunst" nachgelesen werden. Das Register der 3. Auflage von 1930 führt auch die einzelnen Körperteile auf, soweit der Ägypter sie zeichnerisch oder im Rundbild darstellte.

[3]) Da ich mein Buch, auch aus drucktechnischen Gründen, von Hieroglyphen freihalten möchte, habe ich einige solcher Schriftbilder auf der Tafel (von Firchow gezeichnet) am Schluß zusammengestellt, sie im Text nur beschrieben.

des dargestellten Körperteils wieder, den Körperteil an sich, befreit von allen Einzelheiten, und so, wie der Ägypter ihn als Typus nicht sowohl sah als vielmehr vorstellig abbildete.

Zum zweiten ist die Zahl der so gestalteten Bildzeichen eine auf diejenigen Körperteile beschränkte, die der Ägypter in einer sie kennzeichnenden Form [1]) überhaupt abbilden konnte (Kopf, Haar, Auge, Nase, Mund, Hand und andere mehr). Vermochte er das nicht, so erweiterte er etwa das Bild des ganzen im Profil gezeichneten Kopfes auch zum Begleitzeichen von Wörtern für Schädel oder Stirn, also nur Teilen des ganzen Kopfes, oder das Bild des ganzen Beines auch von Wörtern für Schenkel oder andere Teile des Beines. Oder er verzichtete überhaupt auf ein spezielles Bild und kennzeichnete ein Wort als einen Körperteil benennend nur dadurch, daß er ihm das typische Bild eines Fleischstückes beifügte. Und zwar, wie es scheint, das Bild eines Stückes Tierfleisch ohne Knochen.

Jedenfalls, und das ist das dritte, das für die Beurteilung dieser Schriftzeichen zu beachten ist, sind diese nicht nur vom Körper des Menschen hergenommen, sondern auch, und gerade auch für Bezeichnungen menschlicher Körperteile, vom Tierkörper. Die Schriftzeichen für Zunge, Bauch, Rücken, Herz, Lunge und für noch andere Körperteile bilden die entsprechenden Teile des Schlachttieres ab, zumeist wohl des Rindes, und das so, wie die Stücke nach dem Zerlegen des Tieres an der Fleischbank aufgehängt wurden. Das scheinen unter anderen die Bilder für Zunge, Herz und Lunge zu zeigen. Von ihrer ursprünglichen Bedeutung als Bilder tierischer Körperteile wurde dabei in dem Maße abgesehen, daß beispielsweise das Wort für das Ohr des Menschen vom Bildzeichen des Rinderohrs viel öfter begleitet ist als von dem eines menschlichen Ohrs; daß Zunge, Rippe, Hals und anderes nur im Bilde der betreffenden Teile des Tierkadavers erscheinen; daß das gewöhnliche Wort für den Bauch des Menschen mit einem Zeichen geschrieben wird, das den der Länge nach aufgeschlitzten Bauch eines weiblichen Tieres mit den Zitzen nebst Schwanz darstellt. Doch damit werden schon Fragen der Geschichte der Hieroglyphenschrift angerührt, die nicht hierher gehören.

Im folgenden gebe ich die altägyptischen Wörter, die uns ja nur in ihren Konsonanten bekannt sind, nur in Umschreibung, ohne die Hieroglyphen. Die hieroglyphischen Schreibungen der Wörter für die Körperteile des Menschen findet man (außer im Ägyptischen Wörterbuch) bequem in sachlicher und alphabetischer Ordnung in einem Buch [2]) von G. Lefebvre, das mir durch die Güte seines Verfassers zugänglich gemacht worden ist, nachdem ich die vorliegende Arbeit schon abgeschlossen hatte. Wir sind unabhängig voneinander und ohne gegenseitig davon zu wissen, zur Bearbeitung

---

[1]) So zum Beispiel das männliche Glied (penis mit beiden testes) stets in erigiertem Zustand.

[2]) Tableau des Parties du corps humain mentionnées par les Egyptiens, par Gustave Lefebvre (= Supplément aux Annales du Service des Antiquités, cahier Nr. 17, Le Caire 1952). 73 pages. — Im folgenden als „Lefebvre“ zitiert.

desselben Themas „Anatomie des Menschen“ geführt worden. G. Lefebvre wendet sich mit seiner Aufzählung mehr an die Ägyptologen, ich möchte vor allem auch den Medizinern und Medizinhistorikern etwas geben. Unsere beiden Bücher stehen nebeneinander und ergänzen sich gegenseitig auf das beste. Und ich freue mich, hier noch auf dies wertvolle Buch mit Dank hinweisen zu können, das gerade so rechtzeitig in meine Hand kam, daß ich es noch kennenlernen und mich in einigen Fällen auf es beziehen konnte.

Die nach dieser langen, aber wie ich glaube, notwendigen Einleitung folgende Zusammenstellung der anatomischen und physiologischen Kenntnisse der altägyptischen Ärzte[1]), soweit ich sie nach dem mir zur Zeit bekannten Material glaube festlegen zu können, ist aus den Texten herausgearbeitet worden, die ich so gründlich durchforscht und ausgeschöpft habe, als es mir möglich war. Ich habe mich bemüht, die Darstellung lesbar zu halten, bei der ich mich, wie schon oben angedeutet wurde, bewußt auf den naiven Standpunkt der alten Ärzte zu stellen versucht habe. Und ich bin weiter bemüht gewesen, nur das Wesentliche hervorzuheben[2]).

---

[1]) Meine kleine Schrift „Über die anatomischen Kenntnisse der altägyptischen Ärzte“, Lpzg. 1935 (= Morgenland Heft 26) war ein erster Versuch, über dessen Mängel ich mir nicht im unklaren bin.

[2]) Und zwar sowohl im Text als auch in den Anmerkungen. Es wäre mir ein leichtes gewesen, den Text der Darstellung erheblich auszuweiten und die Anmerkungen nach Zahl und Inhalt (ihrer sind ohnehin schon viele) zu vervielfachen. Wem hätte ich damit gedient? Am wenigsten den an der alten Medizin Interessierten, denen ich darbieten möchte, was wir mit einiger Sicherheit über diese Dinge wissen und mit gutem Gewissen aussagen können. Multum, non Multa: darauf kommt es mir an.

II. Der Körper als Ganzes: Fleisch, Knochen, Bänder, Haut

Die erwähnten Listen der Körperteile, die der Vergottung des Toten dienen sollen, nennen auch innere Organe, wie Herz, Lunge, Galle, Milz und noch andere, sollen also den ganzen Körper[1]) mit allen seinen dem Ägypter wesentlichen Teilen umfassen. Und das besagt auch die den Listen üblicherweise beigefügte Schlußbemerkung: „nicht ist ein Körperteil (*ʿ·t*) an ihm ohne eine Gottheit".

Dieses Wort *ʿ·t*, das später ganz regelmäßig von dem schon erwähnten Zeichen des tierischen Fleischstücks begleitet ist, wird in den alten Pyramidentexten als pluralischer Begriff noch mit drei den Lautzeichen nachgestellten Bildzeichen geschrieben, von denen eines das Fleischstück, die beiden anderen aber zwei verschiedene Knochen, zumeist Röhrenknochen, mit daran sitzendem Fleisch abbilden. Die daraus wohl erkennbare ursprüngliche Bedeutung von *ʿ·t* als Stück eines zerlegten Tieres, die nur noch verhältnismäßig selten in den Texten vorkommt, ist offenbar früh in der Hauptsache auf „Körperglied" des Menschen verengt worden, und zwar im wesentlichen auf zwei häufige Verwendungsweisen: erstens als Bezeichnung der Teile der zerfallenen Leiche, die „zusammengefügt", „gezählt", „vereinigt", und derlei mehr, werden sollen, in alten Texten, welche die verhältnismäßig junge Sitte der Mumienherstellung noch nicht kennen; und zweitens als Bezeichnung für Körperteil, Körperstelle, Organ des Kranken in den medizinischen Schriften.

Auf jeden Fall bezeichnet das Wort *ʿ·t* „Körperteil (Organ, Körperglied, Körperstelle)" im allgemeinen[2]) und es wird daher auch oft neben dem

---

[1]) Ein sehr altes und sehr häufiges Wort für den „Körper", die Person als solche, *ḏ·t* kommt ebenso wie noch manche andere allgemeine Bezeichnung für Leib, Gestalt und dergleichen für die Anatomie und für die Medizin sonst nicht in Betracht, weil hier nicht gebräuchlich.

[2]) Ähnliche Mehrdeutigkeit werden wir noch bei anderen Namen für bestimmte, d. h. nicht genau bestimmbare, Körperteile finden. Die darin zum Ausdruck kommende Unschärfe scheint von den Ägyptern nicht als solche empfunden zu sein, die mit der Dualform von *ʿ·t* „die beiden *ʿ·t*" oder „zwei *ʿ·t*" auch gelegentlich zwei Wirbelknochen bezeichnen (Wundenbuch Fall 30 in der Glosse) oder zwei Muskelstränge am Nacken (siehe unten Seite 46). Und auch in der vermutlichen Benennung für „Gelenkverbindung" *rꜣ-ʿ·tj* (Eb. 82, 1 = Nr. 654) liegt wohl dieser Dual von *ʿ·t* vor.

„Knochen (*ḳś*)“, dem „Fleisch (*iwf*)“ erwähnt und das auch in Reihen, wie etwa „Herz, Mund, Arme, Beine (und) alle (sonstigen) Körperteile“ und in ähnlichen Folgen. In den *ʿ·t* „Körperteilen“ sitzt die Krankheit, wirkt ein Gift; zu den *ʿ·t* führen die vom Herzen ausgehenden Gefäße; bei der Geburt der Königskinder im Märchen verleiht der Gott Chnum den *ʿ·t* des Neugeborenen Gedeihen; und so fort. Die in den medizinischen Texten häufige Wortverbindung *ʿ·t nb·t* „jedes *ʿ·t*“ (im Singular oder Plural, und oft kollektivisch gemeint) ist je nach dem Zusammenhang mit „irgendein Körperteil“ oder „jeder (einzelne) Körperteil“ oder „jede Körperstelle“ und in ähnlicher Weise wiederzugeben. Und wenn am Ende eines Rezepts zum „Vertreiben üblen Geruchs am Körper“ bestimmt wird: (das Mittel) „werde gegeben an die Stelle, an der sich *ʿ·t*-Körperteil mit *ʿ·t*-Körperteil berührt“[1]), so könnte man dabei wohl an Gelenkbeugen[2]) wie Achselhöhle oder ähnliche Stellen denken, an denen sich übler Geruch (durch Schweißabsonderung etwa) leicht entwickeln kann.

„Die *ʿ·t*-Körperteile“ oder „alle *ʿ·t*-Körperteile“ bilden den ganzen Körper, für den es auch eine besondere Bezeichnung gibt, die *ḥʿ* lautet, mit demselben Bild des Fleischstücks, das auch dem Wort *ʿ·t* „Körperteil“ beigefügt wird. Dieses Wort *ḥʿ* (oder, wenn man will *ḥʿ·w*) hat neben seiner häufigen Bedeutung „der (ganze) Körper“ gelegentlich auch die Bedeutung „Rumpf“ (im Gegensatz zu den Gliedmaßen oder dem Kopf) und auch die von „Fleisch“ oder von dem, was wir „Muskel“ nennen. Die Bedeutung von *ḥʿ* als „Rumpf“ erhellt unter anderem aus Stellen wie „der Kopf hat sich verbunden mit seinem *ḥʿ*-Rumpf“[3]) oder aus einer späten Bezeichnung der Beine als „Rumpfstützen“ (*twꜣ ḥʿ*)[4]). Und für den Gebrauch von *ḥʿ* für „Fleisch“ ist ein Ausdruck im Wundenbuch sehr bezeichnend, der den schlimmen Zustand einer offenen Wunde als *ḫꜣʿ ḥʿ* „das *ḥʿ*-Fleisch liegt frei“[5]) kennzeichnet, wofür im Ebers beim Befund einer Bißwunde durch ein Krokodil angegeben wird *ḫꜣʿ iwf* „das *iwf*-Fleisch liegt frei“[6]).

Im einzelnen in jedem Fall präzis festzustellen, ob nur „Körper“ im allgemeinen oder dessen „Muskelfleisch“[7]) im besonderen gemeint ist, bleibt schwierig. Und eine Angabe wie diese: „Was zu tun ist, um einen Dorn (*śr·t*) herauszuziehen, der im *ḥʿ* ist“ (*iw·ś m ḥʿ*)[8]) kann ebenso sinnvoll übersetzt werden „der im Körper ist“ wie „der im Fleisch ist“; schließlich ist er eben im Muskelfleisch des Körpers. Es scheint so, daß die Bedeutung

[1]) Eb. 86, 14 = Nr. 711.

[2]) Vgl. auch den Schluß der Anm. 2 auf Seite 17.

[3]) Großes Amduat, 6. Stunde nach Sethos IV 41.

[4]) Edfu I 17, 8.

[5]) Wundenbuch Fall 47.

[6]) Eb. Nr. 436 (64, 12).

[7]) Ein besonderes Wort für „Muskelfleisch“ möchte Lefebvre (§ 63) in dem Wort *iwʿ* sehen, dessen Bildzeichen einen Röhrenknochen mit Fleisch an ihm darstellt. Im übrigen vgl. zu *ḥʿ* auch Gardiner, Sinuhe S. 111 und Montet in Sphinx 13, 1ff.

[8]) Eb. Nr. 726 (88, 4).

„Fleisch“ für *ḥʿ* an mehr Stellen der medizinischen Texte vorliegt, als man gewöhnlich annimmt.

Das eigentliche Wort für das „Fleisch“ des Menschen (zumeist freilich eines Tieres) ist *ỉwf* (*ỉf*). Es bezeichnet an den nicht zahlreichen Stellen, an denen es in den medizinischen Schriften vorkommt, das Muskelfleisch, wie in der oben erwähnten Wundbeschreibung oder wie in der Angabe des Wundenbuches: „nicht nimmt das Fleisch (*ỉwf*) den Verband an“[1]. Aber wie *ḥʿ* „Körper“ auch für „Fleisch“ verwendet wird, so auch *ỉwf* „Fleisch“ für den ganzen „Körper“. Für diese Bedeutung, die womöglich auch an der einen oder anderen Stelle in der Medizin vorliegen mag, führe ich nur an aus einer Biographie: „meine Väter (= Vorfahren) die mein Fleisch (*ỉwf*) geschaffen haben“[2] und die Angabe, daß der tote Sonnengott in der Unterwelt liegt als sein „Fleisch“ (*ỉwf*)[3]. Endlich hat das Wort noch die sehr erweiterte Bedeutung: Fleisch des Körpers, im Gegensatz zu den Knochen, = die Weichteile insgesamt, als derjenige Teil der Leiche, welcher der Fäulnis und dem Vergehen ausgesetzt ist. Es wird deshalb beschworen: „Fleisch (*ỉwf*) des Toten! verfaule nicht, verwese nicht, werde nicht übel in deinem Geruch!“[4].

Dem weichen und nach dem Tode vergänglichen Teil des Körpers stehen als dessen feste Bestandteile die „Knochen“ (*ḳś*) gegenüber. Das Wort wird nicht von dem Schriftbild eines Knochens begleitet, sondern aus Gründen der Schriftentwicklung von dem Bilde einer aus einem Tierknochen hergestellten Harpunenspitze; so wird es immer geschrieben, auch wenn es den Knochen eines Tieres bezeichnet. Die wesentliche Eigenschaft des Knochens, seine Festigkeit im Gegensatz zur Weichheit des Fleisches, wird oft betont: die Knochen (*ḳś*) sind „hart“ oder „fest“ und bleiben bei der Verwesung erhalten. Aber es gibt doch auch ein paar Stellen, denen zufolge sogar die Knochen von ihr angegriffen werden, wie es in einem Spruch des Totenbuches heißt, daß bei der Fäulnis „das Fleisch (*ỉwf*) zu übler Flüssigkeit werde, stinke und sich in zahllose Würmer verwandle, und daß die Knochen (*ḳś*) erweicht (*śgnn*) würden“[5].

Dem normalen Zustand des „unverletzten“ (*wḏ3*)[6] und „heilen“ (*ʿḏ*)[7] Knochens entsprechen als pathologische Erscheinungen, daß er „gebrochen“ (*śḏ*)[8] ist oder „schmerzt“ (*mn*)[9] oder „krank“ (*mr*)[10] ist. Daß in den

[1]) Wundenbuch Fall 41.
[2]) Stele in Leiden V 4 (M. R.).
[3]) Großes Amduat, 7. Stunde nach Sethos IV 45.
[4]) Pyr. 722.
[5]) Totb. Spr. 154 (für die Unvergänglichkeit der Leiche).
[6]) Wundenbuch Fall 27.
[7]) Dend. Mar. IV 51a.
[8]) Wundenbuch Fall 5 und 22; Hearst Nr. 13 und Nr. 217.
[9]) Ptahhoteplehre Prisse 5, 1.
[10]) Pap. med. Berlin 3038, 17, 9; 18, 6.

Knochen des Rückgrats und in den langen Röhrenknochen (zunächst der Tiere) weiches und beim Zerbrechen heraustretendes Mark enthalten ist (vielleicht besaß die Sprache für das Mark auch ein eigenes Wort *tbn*[1])), hat man natürlich gewußt. Und es scheint, als habe man in dem Knochenmark gewisse geistige Kräfte lokalisiert[2]), und es gibt in späten Texten Andeutungen, als habe man geglaubt, daß der männliche Same in ihm entstünde[3]). Aber diese Stellen sind hinsichtlich ihrer Deutung unsicher.

Im Wundenbuch, das bei mehreren Verletzungen angibt „eine Wunde, die bis auf den Knochen (*ḳś*) geht"[4]), werden einzelne Knochen teils eigentlich mit besonderen Namen genannt, teils nach ihrer Gestalt und Lage beschrieben. Auf sie wird besser bei den betreffenden Körperteilen eingegangen und dort auch darauf, wie der Ägypter sich die Verbindung der Körperteile miteinander und die Befestigung von Organen wie etwa des Herzens im Körper vorstellte. Solcher Angaben sind nicht viele. Wir erfahren darüber etwas betreffs des Herzens, des Kopfes auf dem Hals, der Arme, des Unterkiefers, des Auges und noch einiger anderer Glieder und Organe, unter Verwendung von Wörtern für „Stelle" (*ś·t*), „richtige Stelle" (*mk·t*), „Band" (*wꜣ·t*), „Wurzel" (*wꜣb*) und ähnlicher.

Diese Wörter bezeichnen nicht oder doch nur bedingt eigentliche Körperteile. Anders das Wort *mt*, das wieder eines der zwei- und mehrdeutigen ist, deren wir noch wiederholt manchem begegnen werden. Zwei- und mehrdeutig ist *mt* für uns, die wir heute ein Gefäß des Körpers, das Blut, Tränen, Schleim, Wasser, Luft führt, scharf von Sehne und Muskelstrang und Nerv auch in den Bezeichnungen trennen. Nicht so der Ägypter[5]), der diese Gruppen von Organen (falls das anatomisch richtig von mir ausgedrückt ist) mit ein und demselben Wort *mt* benannte, das auch noch in der jüngsten Stufe der ägyptischen Sprache, im sogenannten Koptisch, in der Form *mūt* vielfältig genug zugleich „Band; Sehne; Gelenk; Hals; Nacken" bedeutet; die ganz sichere Bedeutung „Hohlgefäß, Ader" des Wortes ist allerdings verlorengegangen. Ich werde bei den einzelnen Körperteilen jedesmal angeben, ob ein *mt* in Verbindung mit ihnen bekannt ist und welcherart ein solches *mt* sein könnte oder ist. Und ich werde im Anschluß an die

---

[1]) Vgl. dazu Eb. 63, 10; 97, 6 sowie 58, 17 und 78, 15.

[2]) Diese geistigen Kräfte gehen, wie es scheint, durch den Genuß einer aus den Knochen der getöteten anderen Götter gekochten Suppe in den als neuer mächtigster Gott im Jenseits auftretenden toten König ein; vgl. Sethe im Kommentar zu Pyr. 413.

[3]) In Philae (unveröff. ⟨3408⟩) wird von Chnum als dem Schöpfer ausgesagt, „der das Ei schafft, der das Küken wachsen läßt, der den Samen schafft aus (?) den Knochen im Bauch" (*ḳmꜣ mw m ḳś·w m ẖ·t*). Auch ein Lied auf die Urgötter ⟨in Hibis⟩ scheint eine solche Andeutung zu enthalten.

[4]) Wundenbuch passim.

[5]) Auch der heutige ägyptische Fellache bezeichnet mit (arab.) ʿurūq zugleich Blutadern und Nerven (vgl. M. Meyerhof in der „Festschrift für Eduard Hahn", 1917, S. 322).

Besprechung von „Herz und Magen“ noch im besonderen auf die *mt* eingehen. Es liegt wohl so, daß die Grundbedeutung des Wortes *mt* irgendwie eine solche war, die sowohl für ein Hohlgefäß, eine Röhre paßte, wie für einen Muskelstrang, eine Sehne. Aber wir kennen diese Grundbedeutung nicht. Das Wort *mt* wird stets mit dem Hieroglyphenbild des erigierten Penis geschrieben, der ja zugleich ein längliches Hohlgefäß ist wie auch, ägyptisch gesehen, ein elastischer Strang, der je nach seinem Zustand weich oder beträchtlich fest sein kann. Vielleicht hat der Ägypter sich die *mt*-Gefäße usw. ähnlich gebaut vorgestellt. — Das Tempelritual bezeichnet das Lösen der Schnur an der versiegelten Kapellentür symbolisch als „Ziehen des *mt* des Osiris“: ob am Ende hier wirklich an das Glied des Gottes gedacht ist?

Den so aus Weichteilen und aus festen Knochen zusammengesetzten Körper umschließt die Haut (das dürfte naiv ägyptisch ausgedrückt sein). Das Wort *ỉnm* bezeichnet auch die Tierhaut, das Fell, und seine hieroglyphische Schreibung wird daher entweder vom Bilde eines Stückes Tierhaut mit Schwanz oder von dem des Haares begleitet. Die Farbe der Haut, durch welche der Schöpfer die Völker unterschieden hat[1]), spielt keine Rolle in der Medizin[2]), aus der wir nur erfahren, daß die Haut den Kopf[3]) und den Körper[4]) bedeckt und sich bei einer Wunde erneuern muß, soll der Heilvorgang gut verlaufen[5]). Die Haut bildet im Alter Falten und Runzeln, die durch Mittel für „das Schönmachen (*śnfr*) der Haut“[6]) oder für „das Umwenden (*śpnʿ*) der Haut“[7]) beseitigt werden können. Aus der Haut wachsen die „Haare“ (*šnj*)[8]) und an ihr haftet der Geruch[9]) des Körpers. Aber über die Herkunft des Schweißes aus der Haut hat der Ägypter wohl nichts gewußt.

Denn der Schweiß *fd·t* (das Wort ist in der Schrift als etwas tropfbar Flüssiges gekennzeichnet)[10]) „kommt heraus (*prj*) aus dem Körper“[11]) oder „fällt heraus (*hꜣj*) aus ihm zu Boden“[12]). Der „Schweiß der Glieder“ (*fd·t nt*

---

[1]) Vgl. dazu H. Grapow, Die bildlichen Ausdrücke des Ägyptischen, Lpzg. 1924, S. 106ff.

[2]) Bei Magenleiden und sonst gelegentlich als Symptom genannte „Blässe des Gesichts“ wird schwerlich auf ihre Verursachung hin erkannt sein.

[3]) Das Wundenbuch behandelt in Fall 8 „einen Bruch am Schädel unter der *ỉnm*-Haut des Kopfes“.

[4]) Eb. 106, 4 und 107, 6 sowie Pap. med. Berlin Rs. 1, 10: *ỉnm n ḥʿ*.

[5]) Vgl. Wundenbuch Fall 41 und 46, wo davon die Rede ist, daß gewisse Wunden „nicht einen Hautüberzug erhalten“ wollen.

[6]) Pap. Edwin Smith 22, 9.

[7]) Eb. Nr. 714 (87, 3).

[8]) Den Haarausfall am Kopf verursacht ein *mt*-Gefäß am (oder: im) Hinterhaupt (Eb. 99, 11).

[9]) „Der Duft aus Punt verbindet sich (*ꜣbḫ*) mit der *ỉnm*-Haut“ (Mar. Dendera I 79).

[10]) Pyr. 1801 mit drei Tropfen determiniert.

[11]) Mutritual nach Pap. Berlin 3053, 19, 9.

[12]) Pap. Salt 825, 2, 7. Bei den Göttern strömt der Schweiß wie Wasser, und so wird das Wort *fd·t* auch übertragen vom Wasser gebraucht, das als „Schweiß der Götter“ gilt (z. B. Mar. Dendera III 48d).

ʿ·t)[1] läßt das Gesicht des von Wundfieber Befallenen feucht werden[2]) und bedeckt den ganzen Körper des infolge einer Vergiftung Fiebernden als eine Begleiterscheinung des Schüttelfrostes[3]). Er kann auch zu Heilzwecken durch heißen Dampf hervorgerufen werden[4]). Sein Geruch, der am Menschen ein übler ist[5]), ist am Körper einer Gottheit Wohlgeruch, und so ist das Wort für den Schweiß früh zu einem Synonym für „Duft“ geworden, besonders in der Verbindung „Schweiß eines Gottes“ (*fd·t nṯr*).

---

[1]) Zaub. f. M. u. K. 2, 9.

[2]) Wundenbuch Fall 7: „sein Gesicht ist feucht (*bꜣj*) von Schweiß“.

[3]) Im Mythus von Re und Isis schildert der durch eine Vergiftung krank gemachte Sonnengott seinen Zustand so: „Es ist nicht Feuer. Es ist nicht Wasser. Ich bin kälter als Wasser. Ich bin heißer als Feuer. Mein ganzer Körper ist unter meinem Schweiß. Mein Auge zittert ohne festzubleiben und ich kann nicht sehen. Der Himmel regnet auf mein Gesicht mitten im Sommer“ (d. h. der Schwächeschweiß tritt ihm in Tropfen auf die Stirn).

[4]) Pap. med. Berlin Nr. 76 und 118.

[5]) Vgl. Pyr. 1801: *fd·t ḏw·t*.

III. Der Kopf

A. Der Kopf als Ganzes und im allgemeinen

Für den Kopf des Menschen besitzt die Hieroglyphenschrift zwei Bildzeichen. Das eine stellt den Kopf im Profil dar, das andere von vorn. Die Profilabbildung zeigt die Rundung des Schädels mit dem Haar, einem Ohr, einem Auge, Nase, Mund, Kinnbart und kurzem Halsansatz. Das Frontalbild zeigt den Haaransatz über der Stirn, beide Augen, die Nase mit beiden Nasenlöchern, den Mund, den Kinnbart und beide Ohren. Dieses zweite Bildzeichen ist auf das eine Wort *ḥr* „Gesicht" beschränkt, das immer nur mit diesem Zeichen geschrieben wird, ein Wort, das ursprünglich, und so auch noch gelegentlich in den uns vorliegenden Texten, den ganzen Kopf, eben von vorn gesehen, bezeichnete[1]). Das erste Bildzeichen des Kopfes in reiner Seitenansicht wird zur Beschreibung des häufigsten Wortes für den Kopf *tp* verwendet und als Begleitzeichen der mancherlei anderen Wörter, welche die Sprache sonst noch für den Kopf und dessen Teile, wie Schädel, Hinterkopf, Stirn und andere besitzt.

Der Kopf als solcher und im allgemeinen wird mit zwei Wörtern benannt, einem seit den ältesten Texten belegten sehr häufigen Wort *tp* und einem wohl etwas jüngeren *ḏ3ḏ3*. Beide Wörter (die auch Kopf eines Tieres bezeichnen) kommen in den medizinischen Texten vor, das ältere ziemlich oft, das jüngere nur einigemal. Beide Wörter bedeuten „Kopf" als Ganzes, an dem sieben „Löcher" (*b3b3*) sind[2]) oder sieben „Öffnungen" (*r3*)[3]), für die Augen, die Ohren, die Nase und den Mund[4]); und vom Auge ist ausdrücklich

[1]) So zum Beispiel in der bei „Stirn und Schläfe" erwähnten Bezeichnung der Stirn als *ḥ3t-ḥr* „Vorderseite des Kopfes".

[2]) Eb. 90, 18: „sieben *b3b3* im *ḏ3ḏ3*-Schädel". Vgl. dazu Pap. Leiden 343 Rs. 5, 6 „sieben *ṯs·t* (eigtl. „Knoten") des *ḏ3ḏ3*"; die Variante 345 G 1, 4 hat dafür ein *ṯw* (verlesen ?). — Eine andere Benennung der Kopföffnungen liegt vor Berlin 1175 in einer der Aufschriften auf dem Holzkästchen für Kosmetika der Königin Mentuhotep: „Isis veranlaßt, daß Luft eintrete in die Höhlungen (*ḳrr·t*), die in deinem Kopf (*tp*) sind, damit du lebest".

[3]) Pap. Boulaq Nr. 3 pl. 11, 1 (Rituel de l'embaumement): *r3·w nw tp*. Dazu vgl. die späte Schreibung von *tp* „Kopf" mit dem Zahlzeichen für sieben.

[4]) Ich hebe diese Selbstverständlichkeit absichtlich hervor, um jeder Vermutung zu begegnen, als seien mit diesen Löchern (*b3b3* bedeutet geradezu „Höhlung") etwa die Schädelhöhlen im Stirnbein usw. gemeint.

gesagt, daß es „in einem *b3b3*-Loch“ liegt (vgl. dazu unter „Auge“). Aber beide Wörter zeigen daneben auch einen Unterschied in der Bedeutung wie „Kopf“ (*tp*) und „Schädel“ (*d3d3*). Das Wort *d3d3* kommt der Bedeutung des sicheren Wortes für den Schädel, die Schädelkapsel (*dnn·t*) nahe, mit dem es an einer Stelle des Wundenbuches in dem gleichen Textzusammenhang wechselt[1]). Und für diese Bedeutungsfärbung „Schädel“ von *d3d3* spricht auch die Angabe, daß die Quetschung eines Nackenwirbels in seinen Nachbarn hervorgerufen sei durch einen „Fall auf den *d3d3*-Schädel“[2]), und in der Schilderung der Leiden des Soldaten (aus dem Neuen Reich) heißt es: „sein *d3d3*-Schädel ist gespalten durch eine Wunde“[3]).

Vom *tp*-„Kopf“, dessen Gesichtsteil bei Wundfieber „schwitzig wird“ (*fdj*)[4]), von dem das „Fleisch des Kopfes“ (*ḥ' n tp*)[5]) erwähnt wird und die „Haut des Kopfes“ (*inm n tp*)[6]) und der „Kasten des Kopfes“ (*hn n tp*) als Ort des Gehirns[4]), erfahren wir als anatomisch Wichtiges aus dem Adernbuch: „vier Gefäße (*mt*) sind verteilt am Kopf; sie ergießen sich im Hinterkopf (*mkḥ3*) und bringen Ruhe hervor, während Kahlheit und Haarausfall das sind, was sie nach außen hervorbringen“[7]). Im ganzen führen zweiundzwanzig solcher Gefäße zum Kopf[8]). In dieser Angabe über den Haarausfall berührt sich *tp*-„Kopf“ wieder mit *d3d3*-„Schädel“, der nach einem Rezept mit einer Salbe eingeschmiert werden muß, um einem Kahlköpfigen die Haare wieder wachsen zu lassen[9]).

Neben dem männlichen Wort *tp* „Kopf“[10]) hat es auch ein weibliches Wort *tp·t* gegeben, das (beim Schlachtrind von dessen *d3d3*-„Schädel“ unterschieden)[11]) spät als allgemeine Bezeichnung für „Kopf“ verwendet wird, an dem „sieben Öffnungen (*r3*)“ sind[12]) (also ganz so wie am *tp*-„Kopf“ und *d3d3*-„Schädel“ = Kopf), das aber eigentlich wohl einen bestimmten Teil

---

[1]) In Fall 9 steht „Bruch der *p3k·t*-Scherbe des *dnn·t*“ synonym zu „Bruch der *p3k·t*-Scherbe des *d3d3*“.

[2]) Wundenbuch Fall 33.

[3]) Anast. III 5, 8.

[4]) Wundenbuch Fall 7.

[5]) Wundenbuch Fall 4.

[6]) Wundenbuch Fall 8.

[7]) Eb. 99, 10 folg.; ich lese *n rw·tj* in Eb. 99, 12 statt *n ḥr·t*.

[8]) Pap. med. Berlin 3038, 15, 5 (zu den Augen, zur Nase, usw.).

[9]) Eb. Nr. 465 (66, 9).

[10]) Dies Wort *tp* kommt in den medizinischen Texten noch in einem ganz anderen Gebrauch vor (den die Sprache auch sonst kennt in Verbindung mit einem Wort für einen Gegenstand, der eine „Spitze“ hat), nämlich im Sinne von „Kopf“ = „Spitze, Endigung“ eines Körperteils, eines Knochens. So besonders im Wundenbuch (vgl. Breasted in seiner Ausgabe auf S. 85) bei Knochen des Schultergürtels und der Brust, bei der Nase und bei anderen Körperteilen. Das einzelne siehe bei den betreffenden Körperteilen. — Ähnlich steht es mit *r3* „Mund“, *pḥwj* „Hinterteil“ und noch anderen Wörtern.

[11]) Pap. Boulaq 11, 3.

[12]) Bilinguer Pap. Rhind I 3, 3.

des ganzen Kopfes bezeichnet hat: Der an Nackenschmerzen Leidende hat auch „Schmerzen an seinem *tp·t*“ [1]) und ein Rezept soll „Krankheit, die im *tp·t* ist, beseitigen [2]).

Über das „Haar (*šnj*) des Kopfes,“ für dessen Pflege es eine Anzahl von Rezepten gibt, erfahren wir anatomisch nichts.

Nach dieser Besprechung der „Anatomie“ des Kopfes im allgemeinen lasse ich nun dessen einzelne Partien folgen in zwei Hauptgruppen: Hirnschädel (mit Hinterkopf, Scheitel und Schädelkapsel, Stirn und Schläfe) und Gesichtsschädel (mit Ohr, Auge, Nase, Mund, Kinn), wobei ich aus praktischen Gründen von der Ordnung der Listen insofern abweiche, als diese gewöhnlich die Stirn vor dem Hinterkopf und das Auge vor dem Ohr nennen.

B. Hirnschädel

1. Hinterkopf

Die Sprache hat zur Bezeichnung des Hinterkopfes drei (bzw. zwei) Wörter, zwei (bzw. ein) [3]) altes und ein etwas jüngeres, und nur über dies jüngere Wort enthalten die Texte anatomisch brauchbare Angaben. Die alte Bezeichnung *ḥ3* und (oder) *mḥ3* [beide sind im Grunde identisch] bedeutet „Hinterkopf“ im Gegensatz zum „Vorderkopf, Gesicht“ (*ḫnt*) [4]). Das jüngere Wort *mkḥ3* (das koptisch noch in der Bedeutung „Nacken“ vorhanden ist) wird in den Büchern über das Herz und das Gefäßsystem mehrmals erwähnt. Die eine Stelle ist schon soeben bei der Besprechung des *tp*-„Kopfes“ angeführt worden: vier *mt*-„Gefäße“ ergießen sich im *mkḥ3*-„Hinterkopf“. Die kürzere Aufzählung der Gefäße gibt nur zwei *mt* zum *mkḥ3* an [5]). Und auch als eine der Körperstellen, an denen der Arzt mit den Fingern den Pulsschlag fühlen kann, wird neben dem *tp*-„Kopf“, den Händen, der Stelle des Herzens, den Armen und den Beinen auch der *mkḥ3*-„Hinterkopf“ genannt [6]); welche Stelle an ihm kann der alte Arzt gemeint haben?

---

[1]) Eb. Nr. 295 (51, 20).

[2]) Eb. Nr. 247 (47, 6); aber die Variante im Hearst (Nr. 75) bietet allerdings das männliche Wort *tp*.

[3]) Das klingt geheimnisvoller als es ist. Es fragt sich, ob *ḥ3* und *mḥ3* zwei verschiedene Wörter sind.

[4]) Pyr. 493 und 1221. — Im Rezept Eb. Nr. 766 (91, 19) wird angegeben, daß der Verband um ein erkranktes Ohr am *mḥ3*-„Hinterkopf“ verknotet werden soll.

[5]) Eb. 103, 14.

[6]) Eb. 99, 3.

2. Scheitel und Schädelkapsel

Der Scheitel, der seit ältester Zeit mit einem in der Medizin ungebräuchlichen Wort bezeichnet wird, das eigentlich wohl „Rindergehörn" (*wp·t*) bedeutet und das in einer alten Liste der Körperteile neben sich noch ein sonst unbekanntes Wort für „Kopfende, Kopfgrenze" (*ḏrw*)[1]) hat, heißt anatomisch *wḥnn*. So vor allem im Wundenbuch[2]), wo gesagt wird, daß das durch schwere Verletzungen des Schädels freigelegte Gehirn unter den abtastenden Fingern des Arztes „zittert und flattert wie die schwache Stelle des *wḥnn*-Scheitels eines kleinen Kindes, der noch nicht fest geworden ist", also in der Beschreibung der großen Fontanelle. Das Wort wird auch gebraucht in einem Rezept[3]) „für das Beseitigen von *tpꜣ·w* im *ḏꜣḏꜣ*-Schädel"; in den Anwendungsvorschriften des dafür empfohlenen Salbmittels wird *wḥnn* als Teil des *tp*-„Kopfes" erwähnt. Der Zusammenhang ist ein sehr ähnlicher wie im Wundenbuch, das ebenfalls *tpꜣ·w* am Schädel nennt und beschreibt. Die Stelle wird uns im folgenden bald beschäftigen.

Bei der Untersuchung des Verletzten mit einer klaffenden Wunde am Kopf (*tp*), die bis auf den Knochen geht, mit Durchstoßung der *tpꜣ·w* seines *ḏnn·t*-„Schädels" im Wundenbuch[4]) wird unter anderem festgestellt, daß „der Geruch des Kastens seines Kopfes (*ḥn n tp*) wie der von Ziegenurin" sei; wie das erklärbar ist, weiß ich nicht zu sagen. Dieser Ausdruck wird in einer Glosse[5]) nachher folgendermaßen verdeutlicht: „der Kasten seines Kopfes, das ist die Mitte seines *wp·t*-Scheitels dicht am Gehirn". Diese Bezeichnung „Gehirnkasten", wie wir im Deutschen ja ähnlich sagen, lebt in dem späten Gebrauch des Wortes *ḥn* „Kasten" = „Schädel" fort: der „Kasten" wird beim Mumisieren mit Ölen und dergleichen gefüllt[6]) und ist der Teil des Kopfes, an dem der Kranzschmuck einer Göttin sitzt[7]).

Das eigentliche Wort des Wundenbuches für den knöchernen Schädel, in dem das Gehirn liegt, ist *ḏnn·t*, das wir in gewissen Rezepten vom Kopf eines Fisches als Bestandteil von Heilmitteln gebraucht finden[8]), und das in späten Texten allgemein für Kopf des Menschen verwendet wird. Auf eine Stelle des Ebers, eine Beschwörung des Schnupfens, in der *ḏnn·t* wie im Wundenbuch vom Hirnschädel gebraucht ist, gehe ich weiter unten ein.

---

[1]) Pyr. 1303.

[2]) Wundenbuch Fall 6 und 8.

[3]) Eb. Nr. 712 (86, 15) = Hearst Nr. 17.

[4]) Wundenbuch Fall 7.

[5]) Den Diagnosen des Wundenbuches sind Glossen beigefügt, welche unklare oder nicht mehr verständliche Ausdrücke des sehr alten Buches erklären wollen. Derartige Glossen kennen wir im medizinischen Schrifttum auch sonst.

[6]) Bilinguer Pap. Rhind I 3, 9.

[7]) Mar. Dendera III 74; III 47; und sonst.

[8]) Eb. Nr. 248 (47, 12); 250 (47, 14); 730 (88, 8).

Das Wort für die „Scherbe" eines tönernen Topfes, *pꜣḳ·t*, das auch die Schildkrötenschale bezeichnet, ist der anatomische Name der großen Schädelknochen, etwa der Scheitelbeine und des Stirnbeines. In zwei Fällen des Wundenbuches, die den Schädel spaltende, klaffende Verletzungen betreffen, werden zwei *pꜣḳ·t*-„Scherben" erwähnt, eben die durch den Hieb auseinandergetriebenen Schädelknochen. In dem einen Fall[1]) wird der vorher beschriebene Zustand der Verletzung „sein *ḏnn·t*-Schädel ist gespalten" so erklärt: „das heißt, es hat sich Scherbe von Scherbe seines Schädels getrennt, und Stücke [des Knochens] bleiben im Fleisch des Kopfes (*ḥꜥ n tp*), ohne herauszufallen". In dem anderen Fall[2]), von dem oben bei *hn n tp* „Kasten des Kopfes" schon die Rede war, werden ebenfalls zwei Scherben genannt, in der uns leider nicht klar verständlichen Erklärung des Ausdrucks „die *tpꜣ·w* des [*ḏnn·t*-Schädels] sind durchstoßen (*thm*)". Diese Erklärung lautet: „das ist das zwischen Scherbe und Scherbe des Schädels. Es sind *tpꜣ·w* aus Leder"[3]). Diese *tpꜣ·w* sind als eine Bezeichnung für die Schädelnähte, etwa der Sutura sagittalis erklärt worden, was schwerlich richtig ist[4]). Die Erwähnung des Leders[5]) hat an die Kopfschwarte denken lassen[6]), aber dazu paßt die Bemerkung über die beiden Scherben nicht. Und schließlich kann diese Bezeichnung *tpꜣ·w nw ḏnn·t* hier nicht gut von den *tpꜣ·w m ḏꜣḏꜣ* der oben erwähnten Stelle des Ebers[7]) getrennt werden. — Auf die einzelne *pꜣḳ·t* „Scherbe" des Stirnbeins komme ich noch zurück.

Im *ḏnn·t* „Schädel", von dem in einem Fall des Wundenbuches ausdrücklich gesagt ist, daß bei einem Bruch (*šḏ*) Knochen(splitter ?) in das Innere desselben einsinken können[8]), befindet sich das Gehirn, ägyptisch mit dem Wort *ꜣjš* bezeichnet. Bei den schweren Verletzungen, die den Schädel spalten, wird es soweit bloßgelegt, daß der Arzt sein Pulsieren ertasten kann. Die dafür wichtigste Stelle[8]) lautet: „sein *ḏnn·t*-Schädel ist

---

[1]) Wundenbuch Fall 4.

[2]) Wundenbuch Fall 7.

[3]) Diese Übersetzung, in der ich zweifelnd Breasted gefolgt bin, hat schon insofern ihr Bedenkliches, als der ägyptische Text nicht in Ordnung sein kann: der Abschreiber hat das in [ ] gesetzte Wort ausgelassen und womöglich nicht nur dies eine Wort. Es könnte sehr wohl auch vor dem *ỉmj·t pꜣḳ·t pw r pꜣḳ·t* noch etwas fehlen. Genau genommen, steht, wie der Text vorliegt, so da: „das ist das, was in der (einen) Scherbe ist an (gegenüber ?) der (anderen) Scherbe des Schädels".

[4]) Diese Erklärung Breasteds hat auch B. Ebbell in seiner Schrift „Die altägyptische Chirurgie, Oslo, 1939" abgelehnt, wie ich glaube, mit Recht. Die Nähte bestehen nicht aus einer lederartigen Substanz, auch nicht mehr (es handelt sich um den Schädel Erwachsener!) aus Knorpel.

[5]) So wie der Text vorliegt, ist das „Leder" *dḥr* nicht fortzudisputieren.

[6]) Diese Erklärung im Ägyptischen Wörterbuch ist gewiß nicht haltbar.

[7]) Der Zusammenhang ist zu deutlich derselbe. Aber allerdings: in dem Rezept Eb. Nr. 712 (86, 15) bezeichnet *tpꜣ·w m ḏꜣḏꜣ* etwas Krankhaftes!

[8]) Wundenbuch Fall 5.

gebrochen, das *ȝjś* seines Schädels ist bloßgelegt, das bedeutet, der Bruch ist ein großer, der sich zum Innern des Schädels öffnet, (zur ?) Haut (*ntnt*) die sein *ȝjś* umschließt". Es folgt noch, wie es scheint, eine Angabe darüber, daß etwas Flüssiges (*nẖ*) aus dem Schädelinnern austritt, und weiter eine leider gleichfalls nicht klar deutbare Angabe über etwas, das wie Schlacke geschmolzenen Kupfers aussieht. Auf das einzelne dieser auch sprachlich sehr schwierigen Angaben hier einzugehen, würde zu weit führen. Es genüge, daß man in dem erwähnten flüssigen, in dem *nẖ*, den Liquor cerebrospinalis erkennen möchte und die Schlacke (?) des Kupfers als bildliche Beschreibung der Furchen und Windungen des Gehirns erklären will. Ich fürchte, daß diese Deutungen über das hinausgehen, was wir der Stelle mit gutem Gewissen entnehmen können und dürfen[1]).

Neben dem Wort *ȝjś* als Bezeichnung für das Gehirn, das von der „Hirnhaut" *ntnt* (dura mater ?) umschlossen im Schädel ruht und dessen Pulsation der Arzt fühlt wie an der Fontanelle des kleinen Kindes — eine für diese Frühzeit der Medizin zweifellos sehr bemerkenswerte Kenntnis — scheint es noch eine andere Bezeichnung für das Gehirn gegeben zu haben, wenn anders wir die Worte einer Beschwörung[2]) des Schnupfens richtig verstehen: „der Schnupfen (*rš*), Sohn des Schnupfens" heißt es darin, „der die Knochen zerbricht, der den *ḏnn·t*-Schädel zerstört (*whn*), der im *tbn* hackt (*ʿḏ*), der bewirkt, daß die sieben Löcher im *ḏȝḏȝ*-Kopf krank werden." Man könnte bei *tbn* an das Gehirn denken[3]), wenn auch nur als weicher Inhalt des Kopfes, als „Mark", wie das Wort als Inhalt tierischer Körperteile neben Fett, Honig und anderen Ingrediezien von Salben sonst genannt wird. Ein eigentliches Wort für Gehirn[4]) wird nicht vorliegen. Wozu das Gehirn da ist, kann der Ägypter nicht gewußt haben. Die obige Stelle scheint zu zeigen, daß er den Schnupfen und die durch ihn bewirkten Schleimabsonderungen aus der Nase mit ihm in Verbindung gebracht hat.

Das Gehirn galt als etwas durchaus Entbehrliches für die Fortdauer der Existenz nach dem Tode. Während bei der Mumienbereitung die mit Wein gereinigten großen Eingeweide sorgfältig konserviert wurden, wurde das Gehirn absichtlich zerstört. Herodot[5]) berichtet: „sie ziehen das Gehirn mit

---

[1]) Diese Vermutungen bzw. Deutungen stammen von Breasted (in seinem Kommentar zum Wundenbuch).

[2]) Eb. Nr. 763 (90, 16).

[3]) Und Sethe hat in den Erläuterungen zu seinen Lesestücken, in denen er den Text unter Nr. 7f. auf Seite 50 gibt, daran gedacht. Nebenbei bemerkt, ist diese Kennzeichnung der Auswirkungen des Schnupfens so drastisch, daß Fr. Th. Vischers „Auch Einer" seine Freude an ihr gehabt hätte.

[4]) Der im Journal Egypt. Arch. Bd. 33, 1947, 45ff. von Iversen versuchten Erklärung des in der Hauptsache tierischen Körperteils *ʿmm* als eines zweiten Wortes für das „Gehirn" kann ich mich nicht anschließen. Und wieweit in einem ebenda besprochenen Wort *ȝś* eine andere Schreibung für *ȝjś* vorliegt, erscheint mir zweifelhaft. — Vgl. auch bei Lefebvre § 11.

[5]) Herodot II 86.

einem krummen Eisen durch die Nasenlöcher heraus, aber nicht alles, sondern zum Teil auch dadurch, daß sie Arzneimittel hineingießen." Also spülte man, was sich nach Durchstoßung des Siebbeines nicht herausziehen ließ, mit entsprechenden Flüssigkeiten aus.

3. Stirn und Schläfe

Ein Fall des Wundenbuches[1]) handelt von „einer Wunde an der Vorderseite des Kopfes" (*ḥꜣ·t ḥr*), einem „Bruch (*šḏ*) der *pꜣḳ·t*-Scherbe des *ḏnn·t*-Schädels", die gleich darauf in der Wiederholung derselben Angabe als „Scherbe des *ḏꜣḏꜣ*-Schädels" bezeichnet wird. Der Behandlungsvorschrift für diese Verletzung am „Stirnbein" ist eine kurze Beschwörung, welche das anzuwendende Mittel wirksamer machen soll, beigegeben, in der in unklarem Zusammenhang die *mꜣꜥ*-„Schläfe" erwähnt wird und ein *mt*-„Gefäß" in ihr. Stirn und Schläfe stehen also für den ägyptischen Arzt in anatomischer Verbindung.

Über die Stirn, deren eigentliche Bezeichnung *dhn·t* ist, erfahren wir anatomisch nur, daß nach dem einen der beiden Bücher über das Gefäßsystem „zwei *mt*-Gefäße zur *dhn·t*-Stirn führen"[2]), und außerdem aus einer Liste der Körperteile[3]), daß die Stirn „sich falten" (*ḳrf*) kann.

Das schon erwähnte gewöhnliche Wort für die „Schläfe" *mꜣꜥ* könnte etymologisch mit dem gleichlautenden Wort für „Ufer" des Flusses zusammenhängen und im Grunde die Seite des Kopfes[4]) bezeichnen wie das Ufer die Seite des Flusses. Anatomisch-physiologisch steht die „Schläfe" *mꜣꜥ* sowohl zu dem Hören wie mit dem Sehen in Beziehung. Man „gibt die Schläfe an etwas", um zu hören[5]), wie andererseits auch das Taubsein seinen Sitz in der Schläfe hat, deren *mt*-„Gefäße" bewirken „daß die Ohren taub sind"[6]). Und auch eine der Listen der Körperteile bringt die *mꜣꜥ*-„Schläfe" mit Taubheit in Verbindung[7]).

Irgendwie hat sich der Ägypter auch die Augen in einem organischen Zusammenhang mit der *mꜣꜥ*-„Schläfe" gedacht, „an die ein Mittel gegeben werden" muß, das Erhitzung (Entzündung) in den Augen beseitigen soll[8]).

---

[1]) Wundenbuch Fall 9.

[2]) Eb. 103, 14.

[3]) Zaub. f. M. u. K. 3, 7.

[4]) Vgl. auch die von Gardiner in seiner Ausgabe der Beatty Papyrus erkannte Bezeichnung für „Migräne" *gś mꜣꜥ* „halbe Schläfe" (Beatty V Rs. 4, 10). Der Ausdruck entspricht der anderen Benennung dieses Leidens als *gś tp* „halber Kopf" (Hemikrania).

[5]) Westcar 12, 4.

[6]) Eb. 99, 16. Die *mt* sind in der schwierigen Stelle nicht ausdrücklich genannt, aber wohl gemeint im Zusammenhang mit den vier *mt* der *gmḥ·t*-„Schläfe", von denen vorher im Text die Rede ist.

[7]) Zaub. f. M. u. K. 4, 2.

[8]) Eb. Nr. 361ff. (58, 15ff.).

Und dasselbe gilt von dem anderen Wort für „die Schläfe", *gmḥ·t*, über das eines der Gefäßbücher mitteilt „es sind vier *mt*-Gefäße im Innern der *gmḥ·t*-Schläfen, welche den Augen Blut geben und durch die alle Krankheiten in den Augen entstehen, weil sie nach den Augen hin offen sind"[1]. Bei den Augen werden diese Angaben noch zu besprechen sein.

Ob ein in einem Rezept[2] genannter Körperteil *sm*ꜣ, mit dem Haar gekennzeichnet und in Verbindung mit dem *tp*-„Kopf" erwähnt, zu dem alten Wort *śm*ꜣ „behaarte Seite des Kopfes" oder „Gesichtshälfte" gehört und zur Schläfe zu stellen ist, läßt sich nicht sagen[3].

C. Gesichtsschädel

1. Allgemeines

Über das „Gesicht" *ḥr*, von dessen Bildzeichen in der Hieroglyphenschrift schon bei „Kopf" gesprochen ist, erfahren wir als ganzes eigentlich nur, daß es im Alter „Falten" (*ḳrf·w*) zeigt, die durch Salben und derlei geglättet werden können[4], und daß es rot anlaufen[5] oder blaß[6] werden kann, als Begleiterscheinungen bestimmter Erkrankungen. Das Symptom des Schweißes am Gesicht ist schon vorher erwähnt worden; das dabei verwendete Wort für „Gesicht" ist *mḫnt*.

Das eigentlich anatomisch Feststellbare über das Gesicht wird sich bei seinen Teilen Ohr, Auge, Nase und Mund zeigen. Bevor diese aber durchgenommen werden, soll hier noch ein im Bau des Gesichts wichtiger Knochen besprochen werden, den wir nur aus dem Wundenbuch kennen, in dem er so genau beschrieben ist, wie es dem Ägypter überhaupt möglich war. Es handelt sich um den *gm*ꜣ-Knochen, der durch ein „Loch" (*thm*), einen „Spalt" (*pšn*) oder durch einen „Bruch" (*śḏ*) beschädigt werden kann. Er wird folgendermaßen beschrieben[7]: „Der *gm*ꜣ-Knochen, das ist das zwischen dem (äußeren) Augenwinkel und dem *grj·t* des Ohres und dem Ende des Unterkiefers". Mag das *grj·t* (das man auch *gnj·t* lesen könnte) nun die Ohröffnung oder, was mir wahrscheinlicher ist, das Ohrläppchen sein (wir kennen das Wort sonst nicht), jedenfalls handelt es sich bei dem *gm*ꜣ um diejenige Gesichtspartie, die das Jochbein samt dem angrenzenden Teil des Schläfenbeins und dazu die Einlenkung des Unterkiefers umfaßt. So dürfen wir das *gm*ꜣ, ägyptisch betrachtet, wohl als „Joch-Schläfenbein"

---

1) Eb. 99, 7ff.
2) Eb. Nr. 260 (48, 18).
3) Vgl. die Bemerkungen Sethes im Kommentar zu Pyr. 521.
4) Eb. Nr. 716 (87, 6).
5) Wundenbuch Fall 7.
6) Eb. Nr. 206 und 207 (im Buch vom Magen); Wundenbuch Fall 7.
7) Wundenbuch Fall 18.

bezeichnen. Die Kennzeichnung des Wortes *gmꜣ* mit dem Bilde des Fleischstücks scheint darauf zu deuten, daß zugleich auch die ganze Gesichtspartie an diesem Knochenkomplex samt Muskeln und sie überspannender Haut gemeint ist. Der Ägypter war noch nicht so genau, wie wir es im Verlauf der Medizingeschichte geworden sind.

Das in das *gmꜣ* eingefügte Gelenk des Unterkiefers wird bei „Mund" zu besprechen sein, die Wangenpartie *mnd·t* bei „Nase".

2. Ohr

Die ägyptische Sprache besitzt mehrere Wörter für „Ohr", von denen jedoch nur das eine *mśḏr* in den medizinischen Texten gebräuchlich ist, ein Wort, das ursprünglich wohl „Schläfe" als Stelle des Kopfes, auf der man beim Schlafen liegt, bedeutet; es hängt etymologisch mit dem Verbum *śḏr* „schlafen" zusammen. Über die Schreibung von *mśḏr* „Ohr" mit dem Bildzeichen des Rinderohres habe ich in den Vorbemerkungen schon gesprochen.

Das *mśḏr*-„Ohr" bezeichnet zweierlei: einmal das äußere Ohr (die Ohrmuschel), das dem Verbrecher zur Strafe abgeschnitten werden kann, und sodann das Ohr als Organ zum Hören (über dessen Zustandekommen der ägyptische Arzt nichts wissen konnte) und auch als das Organ, das unter Umständen nicht mehr hört, sondern taub ist. Daß die Ohren hören, wurde ebenso wie das Sehvermögen der Augen als etwas Naturgegebenes und Selbstverständliches hingenommen. Aber über das Taubwerden[1]) hat der alte Arzt sich seine Gedanken gemacht. Seltsamerweise führt er es auf die beiden *mt*-„Gefäße" zurück, welche zum Auge leiten: „zwei *mt*-Gefäße bewirken es [das Taubsein], die zur Wurzel des Auges leiten"[2]; nach einer „anderen Aussage", also einer Variante der Deutung, „sind es die [*mt*-Gefäße], die auf den *mꜣʿ*-Schläfen des Menschen sind"[3]). Hierin kommt dieselbe merkwürdige Vorstellung von einer vermeintlichen Verbindung zwischen Auge und Ohr zum Ausdruck, die auch der Anweisung eines Rezepts[4]) zugrunde liegt, derzufolge ein Medikament gegen Blindheit in das *mśḏr*-„Ohr" eingeträufelt werden soll.

Zum Ohr führen vier *mt*-Gefäße, über welche das eine der beiden Adernbücher folgendes angibt: „es sind vier *mt*-Gefäße da für die beiden Ohren. (Und zwar) zwei *mt* auf der rechten Schulter, zwei für [so!] die linke Schulter. Es tritt ein der Hauch des Lebens in das rechte Ohr, es tritt ein der Hauch des Todes in das linke Ohr. Nach anderer Aussage: er tritt ein in die rechte Schulter, es tritt ein der Hauch des Todes in die linke Schulter"[5]). Das

---

[1]) Zur Taubheit als Alterserscheinung siehe Lehre des Ptahhotep (Prisse 4, 4).
[2]) Eb. 99, 14.
[3]) Eb. 99, 15.
[4]) Eb. Nr. 356 (57, 17). Vgl. dazu auch Wundenbuch Fall 20.
[5]) Eb. 100, 2ff.

andere, kürzere, Buch sagt nur: „es sind zwei *mt* für das rechte Ohr; es tritt der Hauch des Lebens durch sie ein. Es sind zwei *mt* für das linke Ohr; es tritt der Hauch des Todes durch sie ein“[1]). Der hier gebrauchte Ausdruck für das „Eintreten“[2]) der Hauche[3]) wird auch verwendet für das Eindringen der gesprochenen Worte in das Ohr[4]), das offen sein oder geöffnet werden muß, wenn es gut hören soll[5]).

Über Teile des Ohres, von denen wir das „Ohrläppchen“ (oder doch „Ohröffnung“ ?) *grj·t* (*gnj·t*) schon in der Beschreibung des *gmꜣ*-„Joch-Schläfenbeins“ kennenlernten, erfahren wir aus zwei Fällen des Wundenbuches (Bruch im Joch-Schläfenbein[6]) und Wunde am Ohr[7]) noch einiges. Das Ohr, in das durch seine „Öffnung“ (*rꜣ*)[8]) Heilmittel eingegossen oder eingeträufelt werden[9]), hat ein „Inneres“[10]), aus dem bei einer schweren Verletzung des Ohres Blut dringt[6]) und aus dem Knochensplitter mit einem Leinentupfer entfernt werden müssen[6]). Des weiteren wird der „Unterteil des Ohres“[11]) genannt die „Ohrmuschel“[12]). Ständig wird im Wundenbuch angegeben, daß bei schweren Verletzungen am Kopf Blut aus Nase und Ohren läuft, sei es aus beiden Öffnungen der Nase und der Ohren, sei es nur aus denen der einen Kopfseite[13]).

---

[1]) Eb. 103, 15ff. — Diese Angabe ist sehr interessant und aufschlußreich für das Verständnis des zweimal im Wundenbuch (Fall 8 und 22), einmal im Ebers (102, 15) und auch im Pap. med. Berlin (Nr. 70 und Nr. 112) vorkommenden Ausdrucks *ʿḳ m rwtj* „von außen eintreten“ als Krankheitsveranlassung. Der Ausdruck wird in einer Glosse des Wundenbuches in Fall 8 so erklärt: „Das was von außen eintritt: das ist der Hauch eines Gottes von außen oder des Todes“. Und in der Stelle des Berliner med. Pap. Nr. 70 wird eine Erkrankung des Gehörsinnes durch „eintreten von außen“ hervorgerufen und ebenda in Nr. 71 ein Mittel angegeben, um „den Tod im Ohr zu entfernen“. Danach sind die Ohren (besonders das linke Ohr) Eingangsöffnungen von Krankheiten.

[2]) Auch in das Auge (Eb. 100, 18), in den Magen (Eb. 37, 12), in den ganzen Körper (Eb. 1, 6) „treten“ (oder „dringen“) Krankheiten ein, mit demselben Verbum *ʿḳ* ausgedrückt, das an den Stellen vom Ohr verwendet ist. Und auch in (mit *r* statt *m*, wie an den obigen Stellen) den erkrankten Genitalapparat der Frau läßt man zu Heilzwecken Rauch „eintreten“ (Eb. 94, 5 und 8).

[3]) Der Hauch des Lebens (der des Todes wird nur an den genannten Stellen erwähnt) tritt sonst als Gabe der Götter oder des Königs in die Nase ein.

[4]) Z. B. Anast. IV 8, 8.

[5]) Schon Pyr. 712; 788; 1673.

[6]) Wundenbuch Fall 22.

[7]) Wundenbuch Fall 23.

[8]) Erwähnt Eb. Nr. 766 (93, 8).

[9]) Eb. Nr. 768 (92, 4): *śtj*; Eb. Nr. 356 (57, 19) und Wundenbuch Fall 20: *wdḥ*.

[10]) Wundenbuch Fall 22 *ỉmw* und *ẖnw*.

[11]) Wundenbuch Fall 23 *ẖrj n mśḏr*.

[12]) Sie scheint *ẖntj* zu heißen (Wundenbuch Fall 22).

[13]) Wundenbuch Fall 17 und 21.

3. Auge

Vom Auge, über dessen mannigfache Erkrankungen uns ein eigenes „Sammelbuch von den Augen“ erhalten ist mit fast hundert Rezepten[1]), wissen wir anatomisch-physiologisch verhältnismäßig viel. Das hieroglyphische Schriftbild stellt das Auge als Ganzes immer von vorn gesehen dar, mit oberem und unterem Lidrand, der kreisrunden Pupille und dem Weißen rechts und links[2]). Außer diesem Bilde des ganzen Auges, das auch in einigen uns nichts besagenden Variationen vorkommt, gibt es als Hieroglyphe noch die als kleiner Kreis gezeichnete Pupille, auch als Kurzschreibung für Wörter für Auge und für Sehen, sowie das rechte und linke Weiße (als Schreibungen bestimmter Maßbezeichnungen). Auch die Braue als leicht geschwungene Bogenlinie findet sich unter den Schriftzeichen. Von den zahlreichen Wörtern für „Auge“ kennt die Medizin nur das gewöhnliche Wort *ỉr·t*.

Die „Braue“ *ỉnḥ* (das Wort wird in der Schrift gern als behaarter[3]) Körperteil gekennzeichnet) umfaßt das Auge von oben; das ägyptische Wort hängt etymologisch mit dem Verbum *ỉnḥ* „umfassen, einfassen“ zusammen. Das Auge befindet sich „unterhalb der Braue“[4]), und in der Mitte zwischen den Brauen setzt das Nasenbein an (siehe dort). Zur Braue führen zwei *mt*-„Gefäße“; welche Funktion sie haben, wird nicht angegeben[5]). In einem Fall des Wundenbuches soll eine Wunde behandelt werden *m tp n ỉnḥ* „am Kopf der Braue“[6]). Ob es sich um die Höhe des Brauenbogens handelt oder um den Anfang der Braue an der Nasenseite des Gesichts, oder ob, was auch denkbar wäre, nur gesagt sein soll „oberhalb der Braue“, läßt sich nicht ersehen. Die Brauen sind beweglich, sie können „einmal nach oben, einmal nach unten gezogen werden, wie es jemand tut, der beim Weinen mit dem Gesicht zuckt“[7]).

Ein besonderes Wort für die Lider des Auges scheint zu fehlen. Aber das Buch von den Augenkrankheiten gibt in vielen Rezeptanweisungen an, daß das Mittel gegeben werden soll „an die Außenseite (*ś3*) des Auges“. Damit wird das obere Lid des geschlossenen Auges gemeint sein[8]).

---

[1]) Eb. Nr. 336—431 (55, 20ff.).

[2]) Das Schriftbild des Auges zeigt immer den äußeren Augenwinkel länger und spitz ausgezogen, so daß auch die beiden Teile des Weißen ungleiche Formen haben. Das äußere ist länger und spitzer als das innere. — Vgl. auch das zur Pupille als Herkunftsstelle der Tränen Bemerkte.

[3]) Eb. Nr. 462 (66, 2) enthält ein Rezept gegen „das Grauwerden der Braue“.

[4]) Diademhymnen 6, 3.

[5]) Eb. 103, 15 (Kurzfassung des Gefäßbuches).

[6]) Wundenbuch Fall 10.

[7]) Wundenbuch Fall 7.

[8]) Die Liste der Körperteile Totb. Spruch 172, 15 nennt nach den Augen ein vom Zeichen des Haares begleitetes Wort *g3b·tj* (als Dual), von dem ein besonderer Teil (das Wort ist in seiner Lesung unsicher) mit „echtem Blaustein“ in Verbindung gebracht wird. Wir haben bei *g3b·tj* fragend an „Wimpern“ gedacht. Vgl. auch Lefebvre § 18.

Das Auge, dessen kugelige Gestalt man kannte (im Ritual wird der Ball, den man bei gewissen Zeremonien vor der Gottheit mit einem Stabe schlägt, mit dem Augapfel des Götterfeindes verglichen), liegt in zweien der sieben Höhlungen (*b3b3*) des Kopfes[1]) und ist an einer „Wurzel" (*w3b*) befestigt gedacht[2]). „Zu der Wurzel des Auges führen zwei *mt*-Gefäße"[3]), die, wie schon bei „Ohr" erwähnt ist, Taubheit bewirken, also für das Auge selbst bedeutungslos sind. Sind hiermit die im Kürzeren Adernbuch genannten „zwei *mt*-Gefäße zum Auge"[4]) identisch? Sonst werden besondere *mt*-„Gefäße" der Augen nicht erwähnt. Aber von den „vier *mt*-Gefäßen im Innern der *gmḥ·t*-Schläfen" wird angegeben, daß „sie den Augen Blut geben und durch sie alle Krankheiten der Augen entstehen, weil sie nach den Augen hin offen sind. Das Wasser, das aus ihnen herabfällt: die Pupillen der Augen sind es, die es geben. Nach anderer Aussage: die Schlummer [Plural!] in den Augen sind es, die es erzeugen"[5]).

Danach ist die Pupille *ḏfd* (in der Schrift durch einen kleinen Kreis gekennzeichnet) in der Medizin, die auch ein Rezept „für das Zusammenziehen (*ś3ḳ*) der Pupille" enthält[6]), ein wirkliches „Sehloch", wie wir die Pupille volkstümlich wohl zu bezeichnen pflegen, eine Öffnung, aus der die Tränen[7]) fließen. Neben dieser Vorstellung[8]) besteht aber noch die andere

---

[1]) Med. Kahun 1, 20 und 2, 22. Die kranke Frau „hat Schmerzen an (in?) den Augenhöhlen" (*b3b3·w nw ir·tj*).

[2]) Mit diesem Wort *w3b* (eigtl. Wurzel einer Pflanze) wird das *wnb* identisch sein, das Totb. Nav. 78, 15 als Teil des Auges genannt ist. Möglicherweise meint der ägyptische Arzt die Muskulatur, die den Augapfel in der Tiefe der Höhlung hält und die ihn bewegt. Aber, es kann auch nur eine vage Bezeichnung sein für die Befestigung des Auges, ohne präzises anatomisches Wissen. Auch die Oberschenkel werden an „Wurzeln" sitzend gedacht (siehe unter „Bein").

[3]) Eb. 99, 15.

[4]) Eb. 103, 14.

[5]) Eb. 99, 6ff. Vom „Schlaf in den Augen", der dem nachts wach Liegenden fehlt, spricht auch eine Stelle der Petersburger Prophezeiungen (Pap. Petersburg 1116 B 35). Die Wendung in der Behauptung des fleißigen Schreibers „nicht kam mir Schlaf in mein Herz am Tage" (Anast. IV 8, 8) ist als Lokalisierung des Schlafs im Herzen wohl nur literarisch zu werten. Aber vom „kommen" des Schlafs ist auch in der Geschichte von Apophis und Sekenenre die Rede (Pap. Sall. I 2, 6) in der Beschwerde über den Lärm, der „nicht zuließ, daß zu dem König Schlaf kam am Tage und in der Nacht." Der Schlaf ist wie eine persönliche Kraft gedacht, die zu jemandem kommt, die sich des Körpers bemächtigt (Prinzengeschichte 7, 15), der man wie einem Herrn „folgen muß (*šmś*)" Lehre des Amenemhet. — Das alte Begleitbild des Wortes *ḳd* „schlafen" stellt ein Auge ohne Pupille dar (Pyr. 308). Vgl. auch Seite 35, Note 1.

[6]) Eb. Nr. 345 (56, 2).

[7]) Die Sprache hat ein eigenes Wort für „die Träne" (*rmj·t*) und für „Tränen vergießen, weinen" (*rmj*), spricht aber außer von den „Tränen des Auges", die „aus dem Auge herabfallen" (z. B. Wundenbuch Fall 20), auch nur vom „Wasser des Auges", durch das „die Augen feucht werden", und in ähnlicher Weise noch von den Tränen und vom Weinen. Die Schrift besitzt ein eigenes Bildzeichen für das weinende Auge.

[8]) Hängt mit ihr zusammen, daß die ägyptischen Statuen (und Reliefs) in herkömmlicher Weise am Auge keine Tränengrube zeigen?

von der Pupille als Organ zum Sehen[1]), wenn auch nicht oft belegt. Denn im allgemeinen ist es das *ỉr·t*-„Auge" als solches, das sieht[2]), mit dem der Mensch sieht[3]). Zu diesem Zweck muß das Auge offen sein[4]) und darf nicht „vom sehen ermüden"[5]) und darf auch nicht infolge hohen Fiebers so angegriffen werden, daß es „zittert und nicht festbleibt", denn dann „kann der Mensch nicht sehen"[6]). Auf andere nicht normale Zustände des Auges kann ich hier im Rahmen der „normalen Anatomie" nicht eingehen.

Die dem Ägypter seit alters bekannte Wahrnehmung, daß der einem andern ins Auge Schauende sich selbst zum Kinde verkleinert darin erblicken kann, hat früh zu einer Bezeichnung für die Pupille als „Mädchen im Auge" geführt[7]). Aber diese wohl volkstümliche Benennung kommt bis auf eine unsichere Stelle in einer Geburtsprognose[8]) medizinisch nicht vor.

Eine merkwürdige Bemerkung über das Auge enthält das sehr alte Buch von den Herzzuständen, das mit der ausführlichen Fassung des Adernbuches und kommentierenden Bemerkungen im Ebers erhalten ist[9]). In ihm ist der Zustand *dḥr·t* [*ỉb*] „Bitternis (des Herzens)" folgendermaßen erklärt: „alle Bitternis (des Herzens), sie tritt ein in das linke Auge, sie geht heraus aus dem Nabel"[10]). Das erinnert, zumal diese Bitternis des Herzens offenbar ein schlechter Zustand ist, an den Eintritt des Todeshauches in das linke Ohr: die linke Körperseite ist für den Ägypter die ungünstige.

Das Wort *ỉr·t* bezeichnet den Augapfel und zugleich das ganze Auge, von dessen Teilen außer den schon erwähnten und außer dem „Schwarzen" (*km*), d. h. der dunklen Pupille, und dem „Weißen" (*ḥḏ*) — diese Bezeichnungen[11]) sind in der Medizin nicht gebräuchlich — noch die „Ecken", *kʿḥ·w*, besonders genannt werden. Bei einer bestimmten Erkrankung im oder am Auge, zu deren Heilung andere Mittel „an die Außenseite der Augen gegeben" werden, soll ein Mittel statt dessen an die Augenwinkel, „an die Ecken der Augen gegeben" werden[12]). Der äußere Augenwinkel hat eine eigene Bezeichnung[13]); vgl. oben die Beschreibung des Joch-Schläfenbeins.

---

[1]) In einem, wenn auch verhältnismäßig späten, Spruch des Totenbuches wird ausdrücklich angegeben, daß in den Pupillen menschliche Gestalten erblickt werden (Totb. Leps. 163, 14). — Mehrfach werden die Wörter für „blind" vom Bildzeichen des Auges ohne Pupille begleitet.

[2]) Mit verschiedenen Verben für „sehen", „schauen", „blicken" usw. — Vgl. auch gewisse bildliche Ausdrücke mit Auge und Sehen bei Grapow, Die bildlichen Ausdrücke des Ägyptischen, Lpzg. 1924, S. 114—116.

[3]) beispielsweise Pyr. 610. Aber das übliche ist, daß das Auge selbst sieht.

[4]) z. B. Urk. IV 495. Die Augen „öffnen" heißt *wbꜣ* und auch *wp*, sie „schließen" *ʿḫn*.

[5]) Anast. IV 5, 4 als krankhafter Zustand.

[6]) In dem oben Seite 22, 3 zitierten Mythus vom Sonnengott.

[7]) Vgl. Grapow, Bildliche Ausdrücke des Ägyptischen, Lpzg. 1924, S. 131.

[8]) Pap. med. Berlin Nr. 198.

[9]) Siehe darüber das bei „Herz" auf Seite 65 Dargelegte.

[10]) Eb. 100, 18.

[11]) Vgl. Hymnen an das Diadem 12, 2ff. sowie Lefebvre § 17.

[12]) Eb. Nr. 412 (62, 15). [13]) Wundenbuch Fall 18 (*šʿnd n ỉr·t*).

4. Nase

Das Bild der Nase in der Hieroglyphenschrift zeigt in seiner alten Gestalt die Umrißlinie der Nase in der Seitenansicht, mit einem Nasenloch und einem, wie immer von vorn gezeichneten, Auge. Die jüngere Ausgestaltung dieses Bildes verbindet die obere Endigung der Nase nach links hin durch eine Bogenlinie mit der Nasenspitze, so daß zugleich auch die Wangenpartie mit zur Andeutung gelangt. Eine Vorderansicht der Nase mit beiden Nasenlöchern bietet nur das Bildzeichen des von vorn gezeichneten Kopfes, des Gesichts (*ḥr*).

Was wir anatomisch-physiologisch über die Nase erfahren, verdanken wir fast ausschließlich dem Wundenbuch, das mehrere Fälle[1]) von Verletzungen der Nase und ihrer Teile behandelt, und weiter den Büchern über das Gefäßsystem. Dazu kommen nur noch einige für unsere Zwecke brauchbare Bemerkungen aus nicht medizinischen Texten. Denn so viele verschiedene Erkrankungen und infolgedessen zahlreiche Rezepte mit allerlei Heilungsvorschriften es für die Augen gibt, so wenige für die Nase: außer zwei Rezepten gegen den *rš*-„Schnupfen"[2]) haben wir nur noch je eines gegen zwei unbestimmbare krankhafte Zustände der Nase[3]).

Die Sprache der Medizin verwendet zwei Wörter für „Nase", ein männliches *fnḏ* und ein weibliches *šr·t*. Beide Bezeichnungen sind ältestes Sprachgut und bedeuten, wenn sie auch gelegentlich in Texten nicht medizinischen Inhalts in parallelen Sätzen, wie gleichwertige Wörter nebeneinander, gebraucht werden[4]), ursprünglich nicht völlig dasselbe. Es scheint, als sei mit *fnḏ* mehr die Nase als solche, als Ganzes, gemeint, mit *šr·t* mehr die Nase im besonderen als Organ des Atmens und Riechens. Aber dieser vermutete Unterschied läßt sich nicht klar erkennen und wird auch von den Ägyptern keineswegs scharf beachtet. Jedenfalls gibt es von dem Wort *šr·t* eine dualische Bildung *šr·tj* „Nasenlöcher" (eigentlich die beiden Nasen); von *fnḏ* kennen wir einen solchen Gebrauch nicht.

Diese philologische Schwierigkeit wird dadurch noch vergrößert, daß beide Wörter nicht selten nur mit dem Bildzeichen der Nase, also abgekürzt, geschrieben werden, und daß wir nicht in jedem Fall ersehen können, welches der beiden Wörter vorliegt. Oberdrein kann die abgekürzte Schreibung auch noch eines der anderen Wörter für Nase oder Teile derselben wiedergeben sollen. Im Wundenbuch zum Beispiel wird das Wort für die „Nasenmuscheln" *mśd·tj* gelegentlich in der angedeuteten Weise abgekürzt[5]). Und

---

[1]) Wundenbuch Fall 11—14.

[2]) Eb. Nr. 761 und 763. Das Wort *rš* ist übrigens nur durch das Bild der Nase gekennzeichnet, ohne Ausfluß.

[3]) Eb. Nr. 762 (90, 14) und Nr. 418 (63, 2).

[4]) So etwa Urk. IV 1166: „süßer Nordwind für deine *fnḏ*-Nase, Luft für deine *šr·t*-Nase".

[5]) Wundenbuch Fall 11.

es ist auch nicht gewiß, welches der Wörter in den erwähnten Rezepten gemeint ist; vermutlich *fnḏ*. Aber allerdings ist unzweideutig, daß es sich um Erkrankungen der Nase handelt, was uns genügen muß.

Das Wundenbuch[1]) bespricht einen Fall eines „Bruches“ (*ḥśb*) am „Pfeiler der Nase“ und erklärt diese Bezeichnung in der Glosse so: „der Pfeiler der Nase (*ἰwn n fnḏ*), das ist das obere Ende (*tp*) der Nase bis zu ihrer Hälfte oben auf der Nase, im Innern der Nase, in der Mitte zwischen den Nasenmuscheln“, meint also das „Nasenbein“, zunächst das Knöcherne, möglicherweise auch den knorpeligen unteren Teil dazu. Dieser uns in der Medizin nur hier im Wundenbuch bekannte Ausdruck, der als ein ungewöhnlicher eigens durch eine Glosse gedeutet werden mußte, kommt noch einmal in sehr anderem Zusammenhang vor, in einem weit späteren, in neuägyptischer Sprache verfaßten Text. Es handelt sich um die Angaben der Abmessungen eines Obelisken „dessen *ἰwn n fnḏ* hundert und zehn Ellen“ ausmacht[2]). Der aus der ärztlichen Fachsprache übernommene, jedenfalls stammende, Ausdruck „Pfeiler der Nase“ kann hier bei einem Obelisken, einer vierseitigen Spitzsäule mit quadratischem Querschnitt, nur die Kante bezeichnen sollen, über welche die Länge des Obelisken gemessen wurde. Vermutlich besaß die Sprache keine andere Möglichkeit zur Bezeichnung einer Kante als einer von zwei im (rechten) Winkel aneinanderstoßenden Flächen begrenzten Linie. Jedenfalls erweitert diese Anwendung des Ausdrucks „Pfeiler der Nase“ dessen Bedeutung in der Anatomie; er bezeichnet auch die Obernase außen, das „Nasendach“ oder den „Nasenrücken“.

Die in der Glosse genannten *mśd·t* „Nasenmuscheln“ werden in einer unmittelbar folgenden neuen Glosse beschrieben als „die Seiten der Nase, an die Wangen (*mnd·t*) reichend, bis zum Ende der Nase, gelöst (?) von der Obernase“, wobei das Ende der Nase ihr unteres Ende bezeichnen wird, und die letzte Angabe vielleicht besagt: da wo der knöcherne Nasenteil aufhört[1]). Zu den Nasenmuscheln führen *mt*-Gefäße: „es sind vier *mt* in den Nasenmuscheln; zwei, welche Schleim (*nšw·t*) geben; zwei, welche Blut geben“[3]). Ob zu diesen Gefäßen, welche das im Wundenbuch bei schweren Kopfverletzungen oft erwähnte Nasenbluten verständlich machen und die Schleimabsonderung[4]) erklären sollen, die im kleineren Gefäßbuch genannten „zwei *mt* für die *šr·t*-Nase“[5]) gehören, ist nicht zu ersehen. Dasselbe Buch schließt seine Aufzählung der Gefäße zu den verschiedenen Körper-

---

[1]) Wundenbuch Fall 11.

[2]) Pap. Anastasi I 15, 3.

[3]) Eb. 99, 5—6.

[4]) Vgl. zum Schnupfen oben Seite 28. Eine andere Bezeichnung des Nasenschleims wird in dem *śnḫ·t nt šr·t* „Schleim der *šr·t*-Nase“ vorliegen in einem Zauberspruch gegen eine nicht näher bekannte Krankheit, die aus dem Körper heraus kommen soll durch Erbrechen, durch Harnen, im Schweiß der Glieder und im „Schleim der Nase“. (Zaub. f. M. u. K. 2, 9); vgl. auch ebda. 3, 9.

[5]) Eb. 103, 15.

teilen ab mit der Feststellung: „sie führen alle zum Herzen, verteilt zur *šr·t*-Nase, alle gesammelt am After“[1]).

Neben der Bezeichnung der Nasenlöcher als *šr·tj*, eigentlich wohl „die beiden Nasen“, kennt die Sprache noch ein besonderes Wort für das „Nasenloch“ *g3b·t n šr(·t)* als doppelt vorhandenen Teil der Nase zum Luftatmen[2]), und sie kennt auch eine Benennung der „Nasenspitze“ *tp n fnḏ* als Riechorgan[3]). Beiden nur je einmal in Texten nicht medizinischen Inhalts erwähnten Teilen der Nase ist ausdrücklich die Bemerkung „zum Luft atmen“ und „zum Riechen bestimmt“ beigefügt. Im übrigen werden die Funktionen der Nase, Atmen und Riechen, nicht lokalisiert, sondern immer allgemein von den Nasenlöchern oder, und das am häufigsten, von der Nase als solcher ausgesagt. Wie die Sehfähigkeit der Augen, das Hörvermögen der Ohren, so ist Riechen und Luft einatmen etwas für die Nase Selbstverständliches und für den Menschen Lebensnotwendiges: Lebenskräftig und gesund ist einer, „in dessen Nase Atem, in dessen Glied Same ist“[4]), wie sterben muß, wem „der Atem aus der Nase geraubt wird“[5]).

„Die Luft (Atemluft) tritt ein in die Nase; sie tritt ein zu Herz und Lunge; sie sind es, die [sie] dem gesamten Bauch (*ẖ·t*) geben“[6]). So das längere der beiden Gefäßbücher. Aber dies Eintreten der Luft in die Nase, das kein mechanisches ist, sondern durch „einschnaufen“ (*tpj*), „einatmen“ (*śśn*) bewirkt wird, kann nur stattfinden, wenn die Nase „offen“ (*wn* oder *wb3*) ist. Ist sie das nicht, ist sie „verstopft“ (*ḏb3*), so geschieht, was als ihr Zustand beklagt wird in einer Aufzählung der Gebrechen des Alters: „die Nase ist verstopft und kann nicht mehr atmen“[7]).

Der Grund der Erschwernis oder Hemmung des freien Atmens mag in einem ungünstigen Zustand des Naseninnern angenommen worden sein. Für dieses „Naseninnere“ hat das Wundenbuch eine besondere Bezeichnung *štj·t nt fnḏ* „(geheime) Kammer der Nase“, die in einer Glosse so beschrieben wird: „das ist die Mitte der Nase bis zu (deren) Ende, das reicht bis mitten zwischen die Augenbrauen“[8]). Genaueres erfahren wir nicht.

Die rechts und links der Nase anschließende „Wangen“partie scheint *mnd·t* geheißen zu haben[9]). Vielleicht hängt mit diesem Wort der häufige Götterbeiname *śḥb mnd·tj* „mit festlich gemachten (= geschminkten)

[1]) Eb. 103, 17; vgl. auch *šr·t*-„Nase“ und *k3·t* „Vulva“ als obere und untere Öffnungen des Körpers (Kahun Fall 30).

[2]) Pap. Leiden 343 Rs. 5, 4—5 (parallel zum Auge, das sieht).

[3]) Totb. Spruch 15 A II 14.

[4]) Pyr. 1061.

[5]) Pyr. 291.

[6]) Eb. 99, 12—13.

[7]) Ptahhoteplehre (Prisse 5, 2).

[8]) Wundenbuch Fall 12.

[9]) Vgl. Dawson, Ztschr. für ägypt. Sprache Bd. 62, 1927, 20. Das Wort ist wiederholt im Wundenbuch genannt (in den Fällen 11, 12, 15, 16, 17). Die für die Feststellung der Bedeutung wesentlichen Stellen sonst führt Dawson an.

beiden *mnd·t*"[1]) zusammen, in welchem das Wort *mnd·t* spät gern geschrieben wird, als bezeichne es einen Teil der Augen (die ja in der Tat geschminkt wurden). Es wäre dann eine Verengung der Bedeutung ,,Wange" zu ,,Teil der Wange unter dem Auge" etwa anzunehmen. Ein eigentliches Wort für Auge wird wohl nicht vorliegen.

5. Mund

Der Mund (ägyptisch *rȝ*) wird im Schriftbild gewöhnlich in Vorderansicht dargestellt: beide leicht geöffneten Lippen als flach nach oben und unten gewölbte Bogenlinien, zwischen denen nicht selten die oberen und unteren Schneidezähne sichtbar sind, aber nicht eng gestellt, sondern etwas voneinander abgerückt. Daneben gibt es noch eine andere Hieroglyphe des Mundes in Seitenansicht der leicht geöffneten Lippen, zwischen denen ein kurzer, gekrümmter, oft unten etwas verdickter Strich den ausgespuckten Speichel andeutet, der unter anderem *mwj·t rȝ* ,,Feuchtigkeit des Mundes"[2]) heißt. Das Bild des Mundes in Vorderansicht ist ein Ausschnitt aus dem hieroglyphischen Zeichen für das ,,Gesicht" (*ḥr*), das Seitenbild ein Teil der Hieroglyphe für den ,,Kopf" (*tp*). Während das Zeichen für den Mund in Vorderansicht ständig zur Schreibung des Wortes für den Mund *rȝ* dient, ist das Seitenbild mit Ausfluß im wesentlichen Begleitzeichen von Wörtern für ,,speien", ,,ausfließen" (eigentlich aus dem Munde) und ähnlichen Bedeutungen.

Über den Mund als solchen erfahren wir anatomisch fast nichts, zumal auch weder zum Munde noch auch zu seinen Teilen führende Gefäße angegeben werden. Es sieht so aus, als hätte der ägyptische Mediziner sich das ganze Untergesicht ohne *mt*-Gefäße vorgestellt. Denn die am Unterkieferverband erwähnten *mt* sind jedenfalls keine Luft oder Blut oder anderes enthaltenden Hohlgefäße wie die übrigen *mt* am Schädel und an Ohr, Auge und Nase.

Der Mund ist neben dem After die Hauptöffnung[3]) des Körpers[4]), durch die alle Nahrung aufgenommen wird, in dem Speichel[5]) ist, durch den auch eine Erkrankung des Magens ,,eintritt"[6]), in dem sich auch ,,Luft befindet, die aus dem Munde herauskommt", wie es oft heißt. Und nach der

[1]) Zuerst belegt Amonshymnus Kairo 11, 2. Dann sehr oft spät und in den griech. röm. Tempelinschriften. Gern neben *nfr ḥr* ,,mit schönem Gesicht" und ähnlichen Ausdrücken genannt.

[2]) Eb. 99, 17.

[3]) Eb. 39, 17.

[4]) Und auch von Teilen des Körpers, wie Ohr, Kopf, Herz und Magen und unter noch anderen auch von einem *mt*-Gefäß. Wie denn überhaupt *rȝ* ,,Mund" ganz allgemein die Bedeutung ,,Öffnung" bekommen hat.

[5]) z. B. Pyr. 849; Eb. 69, 4; Eb. 99, 17.

[6]) Eb. Nr. 199 (40, 2).

Bemerkung in einem späten mythologisch-magischen Text, der von einer lebensgefährlichen Erkrankung des kleinen Sohnes der Göttin Isis handelt: „es gab Isis ihre Nase an dessen Mund, um zu erfahren, ob er atme“ [1]), könnte man auf den Gedanken kommen, daß der alte Ägypter sich den Vorgang des Atmens vorgestellt hat als Einatmen durch die Nase und Ausatmen durch den Mund. Allerdings aber erfolgt das Einatmen eines heilsamen Dampfes in der Weise, daß der Kranke den Dampf durch ein an den Mund gehaltenes Rohr „verschluckt“ (*ʿm*) [2]); die als Nebenwirkung entstandene Trockenheit der Mundhöhle und des Halses soll durch Essen von fettem Fleisch beseitigt werden.

Der Mund wird von den *śp·tj* „Lippen“ geformt, die zumeist in Vorderansicht dargestellt werden, gelegentlich auch im Profilbild des leicht geöffneten Mundes [3]). Das Bildzeichen der Lippe in Vorderansicht stellt, wie es scheint, immer die Oberlippe dar, deren flache, nach oben gewölbte Bogenlinie zuweilen die Zähne zeigt, und wohl auch so gestaltet wird, daß die senkrechte Furche der Oberlippe sichtbar wird. Eine der Listen der Körperteile unterscheidet ausdrücklich eine „untere Lippe“ (*śp·t ẖr·t*) und eine „obere Lippe“ (*śp·t ḥr·t*) [4]), und für diese scheint es ein eigenes Wort *šsp* „Nehmer“ [5]) gegeben zu haben. In den medizinischen Texten ist immer nur von „Lippe“ (gelegentlich wohl sicher = Oberlippe [6])) und „Lippen“ ohne Unterschied die Rede, und so auch sonst in den Texten. Im übrigen verwendet die Medizin das Wort für „Lippe“ auch von den „Lippen“ der weiblichen Scheide [7]) und nennt auch die Ränder einer Wunde deren „Lippen“ [8]).

„Der Hunger ist im Bauch, der Durst ist in den Lippen“ [9]), wenn „der Mund dürstet“ [10]). Das ist die eine physiologische Bedeutung der Lippen, das Durstgefühl zu hegen. Die andere betrifft die Lippen, neben der Zunge, als Organ des Sprechens. „Auf der Zunge sind die Aussagen versammelt und bleiben auf der Lippe“ [11]), um nur eine der vielen Stellen anzuführen, in denen von der Tätigkeit der Lippen beim Sprechen die Rede ist. Die zahlreichen Aussagen über den Mund, der spricht, mit dem man spricht, der schweigt, und andere beziehen sich im Grunde auf seine Teile, Lippen und Zunge, als

---

1) Metternichstele 190.

2) Eb. Nr. 325 (54, 23).

3) So Pyr. 552.

4) Pap. Turin 125, 6; vgl. auch die spielende Schreibung für *ḥrj - tp* „Oberhaupt, Vorgesetzter“ mit der Oberlippe zur Wiedergabe des *ḥrj* Urk. IV 48.

5) Dazu Sethe, Totenbuchstudien zu VIII 32. Die Oberlippe wird in ihrer Breite gleich vier Fingerbreiten gerechnet.

6) So Wundenbuch (Smith 9, 6).

7) Eb. 95, 22.

8) Wundenbuch passim.

9) Pyr. 552.

10) Totb. Spruch 178, 4; Berlin 14143 (Dyn. 18).

11) Pap. Anast. I 28, 5; vgl. weiter besonders: Pyr. 1100; Urk. IV 63; Ptahhotep-lehre Prisse 16, 1; Amonshymnus Leiden 5, 16.

die eigentlichen Organe für diese seine Betätigung: „die Worte kommen hervor auf den Lippen"[1]).

Die Zunge, deren Schriftbild eine Tierzunge (wohl Rinderzunge) darstellt, wie sie herausgeschnitten beim Fleischer hängt oder liegt (die Fläche nach unten, mit den Resten der Zungenwurzel und des Zungenbandes oben), wird außerhalb der Rezepte über ihre Erkrankungen kaum als wirklicher Körperteil erwähnt und gar nicht so, daß wir über ihre Anatomie etwas erfahren. Sie sitzt „im Munde wie eine Schlange in ihrer Höhle"[2]) und sie wird dem Götterfeind bei dessen Bestrafung „von (*r*) seinem Schlund (*ḥngg*) abgeschnitten"[3]).

Außer der Fähigkeit zu „schlucken" (*ʿm*), die gelegentlich erwähnt wird[4]), besitzt die Zunge im besonderen die Gabe zu sprechen: „die Zunge ist es, die wiederholt, was vom Herzen erdacht ist, indem das Herz alles denkt, was es will; und die Zunge befiehlt alles, was sie will"[5]). Diese Hauptstelle für den Sitz der Sprechfähigkeit der Zunge mag genügen[6]). Damit hängt auch eine in gewissen alten Texten vorkommende Bezeichnung der Zunge als *šš꜡·w* „Kundige"[7]) zusammen. Der allgemeine Name der Zunge ist *nś*.

Als Sitz des Schmeckens wird die Zunge nie genannt. Aber wir haben eine mittelbare Nachricht darüber, daß der Ägypter den Geschmackssinn der Zunge wohl erkannt hatte: das Wort für „schmecken" *dp* und ebenso das Substantiv *dp·t* „Geschmack" werden bevorzugt vom Schriftbild der Zunge begleitet.

Wie sich die beiden in der Medizin vorkommenden Wörter für die „Zähne" (*ỉbḥ* und *nḏḥ·t*) unterscheiden, wissen wir nicht mit Bestimmtheit. Sie werden mehrfach, und so auch in einer Liste der Körperteile[8]), nebeneinander genannt. Der an sich naheliegende Gedanke an Schneidezahn und Backenzahn entbehrt der Sicherheit[9]), und aus dem beide Wörter als Benennungen der Zähne kennzeichnenden hieroglyphischen Begleitzeichen läßt sich nichts ersehen: es stellt einen Tierzahn dar, wohl den Stoßzahn des Elefanten[10]).

---

[1]) Urk. IV 971.

[2]) Zaub. f. M. u. K. 3, 11.

[3]) Apophisbuch 27, 11.

[4]) Pyr. 243.

[5]) H. Junker, Die Götterlehre von Memphis (Abh. Berl. Ak. d. Wiss. 1939, Phil.-hist. Klasse Nr. 23) S. 48ff.

[6]) Vgl. für den bildlichen Gebrauch von Mund und Zunge: Grapow, Die bildlichen Ausdrücke des Ägyptischen, Lpzg. 1924, S. 117ff.

[7]) Pyr. 127.

[8]) Pap. Turin 121, 2. — Die Liste Zaub. f. M. u. K. 3, 9 nennt die Zähne mit einem auch sonst dafür belegten Wort (das in der Medizin nicht gebräuchlich ist) *ṯs·t*; ebenso die Liste Pap. mag. Vatican 3, 4.

[9]) Es sei denn, daß man *ỉbḥ* für „Schneidezahn" in Anspruch nehmen will, weil es von diesem Wort ein abgeleitetes Verbum *ỉbḥ* „lachen" gibt, was eigentlich „die Zähne (also die Vorderzähne) entblößen" bedeuten wird.

[10]) Dieser wird sowohl mit dem einen wie mit dem anderen Wort bezeichnet. Vgl. auch Eb. 54, 3 mit 74, 20: *ỉbḥ* und *nḥd·t* des Schweines in offizineller Verwendung.

Über die Zähne[1]) erfahren wir aus den Rezepten gegen Zahnleiden unter anderem, daß sie hohl werden können[2]) und sich lockern oder ausfallen[3]). Ob ein mit dem Fleisch gekennzeichnetes Wort *nḥd·t*[4]) das „Zahnfleisch" meint, ist ungewiß; die im Veterinärpapyrus[5]) erwähnten *wꜣb·w nw ibḥ·w* „Wurzeln der Zähne" eines kranken Rindes könnten die Bedeutung haben, da ihre krankhafte Rötung festgestellt wird.

Die Zähne im Oberkiefer deutet das erwähnte Bildzeichen der Oberlippe an; die des Unterkiefers zeigt dessen Hieroglyphe, die den vom Fleisch befreiten Knochen in Seitenansicht darstellt, mit den Zähnen und dem Gelenkkopf, gut als mandibula erkennbar, wenn auch stark vereinfacht gezeichnet. So als Begleitzeichen der beiden in der Medizin verwendeten Wörter *ʿr·t* und *wgj·t*. Eine alte Form des Zeichens bei *wgj·t(wgw·t)*[6]) und das Begleitzeichen eines dritten Wortes für „Kinnbacken" *ḥḏ* (in einem sehr alten Text[7])) läßt auch die über die Zähne heraushängende Zunge sichtbar werden[8]). Noch sei bemerkt, daß die dualische Form des Wortes *ʿr·t*, „die beiden Unterkiefer", begleitet von zwei Bildzeichen der mandibula, gewiß ebenso Unter- und Oberkiefer meint, wie „die beiden Oberlippen" *śp·tj* Ober- und Unterlippe bezeichnen sollen.

Das anatomisch wirklich Interessante, das wir aus zwei Fällen[9]) des Wundenbuches über den Unterkiefer, besonders über seine Einlenkung in das schon oben besprochene *gmꜣ* „Joch-Schläfenbein" erfahren, beruht auf den Glossen, die den Beschreibungen „einer klaffenden Wunde im Schädel" und einem „Bruch im Joch-Schläfenbein" beigefügt sind.

Als Folgeerscheinung der ersten schweren Verwundung hat der Arzt gefunden, daß der Patient den Mund nicht öffnen kann, weil „das Band seiner *ʿr·t*-Kiefer gebunden ist". Die Erklärung sagt: „Das heißt, die *mt*-Bänder des Endes des Krallenknochens (*ꜣmʿ·t*), da wo er im Joch-Schläfenbein sitzt,

---

[1]) Wenn der Mensch „beißt" (*psḥ*) oder in (*m*) etwas hineinbeißt und wenn er „kaut" (*wgꜣ*), so tut er das mit den Zähnen. Aber diese ihre wesentliche Funktion wird nicht ausdrücklich mit den Zähnen in Verbindung genannt. — Vgl. auch unten bei „Kiefer".

[2]) Eb. Nr. 739 und 740 (89, 2ff.).

[3]) So auch Traumbuch 8, 12a.

[4]) Buch über Frauenleiden Pap. Kahun 1, 15.

[5]) Veterinärpap. 37. — Wir besitzen nicht sehr beträchtliche Reste eines um 1900 v. Chr. aufgeschriebenen Buches über Erkrankungen von Tieren, insbesondere eines Hundes und eines Rindes.

[6]) Pyr. 686. Sethes Übersetzung mit „Wange" im Kommentar zur Stelle ist mir nicht verständlich.

[7]) Im Text von der Hausweihe (Mém. Miss. XV pl. 12, 6 = Düm. Hist. Inschr. II 36 d).

[8]) Für uns merkwürdig, weil dabei die mandibula als nackter Knochen gezeichnet ist. Aber der Ägypter konnte die mandibula wohl nur im Skelett deutlich erkennbar machen.

[9]) Wundenbuch Fall 7 und 22.

sind versteift", und dieses Ende des Krallenknochens wieder wird anschließend als „das Ende des *wgj·t*-Unterkiefers" gedeutet; die Folge der Versteifung ist, daß er nicht hin- und hergehen, sich nicht normal gegen den Oberkiefer bewegen kann. Hier begegnen wir der Bedeutung von *mt*, das wir wiederholt schon als Bezeichnung eines Flüssiges oder Luft führenden Hohlgefäßes angetroffen haben, als Band, als Muskel und (oder) Sehne. Das altertümliche Wort für den Unterkiefer *ʿr·t* wird durch das gewöhnliche *wgj·t* „Kauknochen" (es hängt etymologisch mit *wgj* „kauen" zusammen) erklärt, der ebenso wie *ʿr·t* in den im Joch-Schläfenbein befestigten „Krallenknochen" endet; von diesem wird gleich noch zu sprechen sein. Das „Band (*wȝ·t*) des *ʿr·t*-Unterkiefers" wird seinerseits dann noch erklärt als „*mt*-Band (Muskel, Sehne), welches das Ende des *wgj·t*-Kauknochens bindet".

Über den *ȝmʿ·t*-„Krallenknochen" (zweiköpfiges Gelenkende des Unterkiefers) klärt eine Glosse im zweiten Fall auf: „das Ende des *ȝmʿ·t*, das ist das Ende des *ʿr·t*-Unterkiefers; der *ȝmʿ·t*, er endet im Joch-Schläfenbein wie die Kralle des *ȝmʿ*-Vogels etwas packt". Um bei meiner Wiedergabe von *ȝmʿ·t* mit „Krallenknochen" zu bleiben, so ist er wohl benannt nach einem uns in ägyptischer bildlicher Darstellung bekannten, aber zoologisch nicht sicher bestimmbaren Vogel *ȝmʿ*, der zwei Krallen hat, je eine nach vorn und nach hinten[1]). So jedenfalls hat der ägyptische Mediziner die Gelenkverbindung des Unterkiefers betrachtet und beschrieben.

Der *ȝmʿ·t* „Krallenknochen" ist nicht auf den ramus der mandibula beschränkt[2]). Er wird auch am Schulter-Armgelenk genannt, war somit der medizinische Fachausdruck für ein „gabeliges Knochenende".

6. Kinn

Nach ägyptischer Auffassung ist das Kinn ein besonderer Körperteil, der in mehreren Listen zwischen Lippen und Wirbelknochen[3]), zwischen Lippen und Schläfe[4]), zwischen Zunge und Hals[5]), und in ähnlichen Zusammenhängen genannt wird. Das alte Wort für „Kinn" *inʿ* ist gekennzeichnet durch das Bild des Gesichts im Profil mit kurzem Kinnbart[6]), der auf das Kinn als Bedeutung des Wortes *inʿ* deutlich hinweisen soll. Das Wort der jüngeren Listen lautet *ʿnʿn* (etymologisch auf *inʿ* zurückgehend), mit dem Fleischstück gekennzeichnet.

In der Medizin kommt das Kinn, in der Wortform *inʿ·t*, nur im Wundenbuch vor, in dem es als durch eine Wunde verletzt genannt

---

[1]) Vgl. dazu Breasted in seiner Ausgabe des Pap. Edwin Smith S. 294.
[2]) Als solcher wird er auch Wundenbuch Fall 25 nochmals erwähnt.
[3]) Pyr. 1308.
[4]) Zaub. f. M. u. K. 4, 1.
[5]) Pap. mag. Vatican 3, 7.
[6]) Pyr. 1308.

wird[1]), und in dem es weiter bei einem Bruch am Joch-Schläfenbein[2]) und bei einer Verrenkung des Unterkiefers[3]) dem Arzt als Ansatzstelle für Finger oder Daumen dient, um einen Druck auf den Unterkiefer auszuüben.

Das späte Wort für „Kinn“ *mrt*[4]) findet sich nicht anatomisch erwähnt.

[1]) Wundenbuch Fall 27.

[2]) Wundenbuch Fall 22.

[3]) Wundenbuch Fall 25.

[4]) Balsamierungsritual Pap. Boulaq 3, 8, 14.

IV. Nacken; Vorderhals; Schultergürtel; Arm und Hand

1. Nacken

Das ägyptische Wort für den „Nacken“ *nḥb·t*, das später zumeist nur mit dem allgemeinen Kennzeichen des Fleischstücks versehen wird, hat in alten Texten als Begleitzeichen eine Hieroglyphe, welche eine zusammenhängende Folge von Wirbelknochen darstellen soll[1]). Das Wort bezeichnet im Grunde den Skeletteil des Halses, der aus „Wirbelknochen“ *ṯs* besteht, in jüngerer Wortgestalt *ṯs·t*[2]). Solche Wirbelknochen (eigentlich wohl „Knotenknochen“[3]) kennt die Anatomie auch am Rücken, und als Begleitzeichen bei dessen Benennung *bḳś·w* sind die Wirbel alt auch in Aufsicht gezeichnet, so daß die Durchbohrung des Wirbelkörpers sichtbar ist[4]).

Der Nacken besteht aus sieben *ṯs*-„Wirbeln“, von denen einer, also der vierte, der „mittlere Wirbel des Nackens“ (*ṯs ḥrj-ìb n nḥb·t*) ist[5]). Die Siebenzahl ist für den Menschen nicht direkt bezeugt, darf oder muß aber für dessen Anatomie in Anspruch genommen werden[6]). Über diese „Wirbelknochen des Nackens“ (der Plural *nḥb·w·t* „die Nacken“ hat auch ohne Beifügung von *ṯs*-„Wirbel“ die Bedeutung „die Nackenwirbel“[7])) enthält das Wundenbuch[8]) mehrere Angaben betreffs ihrer Verletzungen, darunter auch die Feststellung, daß sich „ein Wirbel von seinem nächsten getrennt hat“ und auch diese, daß sich *ḥʿ*-„Fleisch“ auf den Wirbeln befindet[9]).

---

1) Pyr. 438 und 511 (von den Halswirbeln einer Schlange).

2) Bei diesem Wort ist die Bedeutung früh zu „Rücken“ verengt worden (schon Lansing 11, 7 vom Rücken eines Rindes, und dann im Koptischen).

3) Das Wort gehört etymologisch zu *ṯs* „knoten, zusammenknoten“ und zu den Substantiven desselben Stammes „der Knoten“. Die Bezeichnung des Wirbelknochens geht auf seine knollige Form.

4) Pyr. 409.

5) Wundenbuch Fall 31.

6) Bezeugt ist die Siebenzahl für das Rind (vgl. Gardiner, Onomastica II 241) und für die Schlange (vgl. auch Sethes Bemerkungen im Kommentar zu Pyr. 511).

7) Pyr. 511; Eb. 1, 4.

8) Wundenbuch Fall 30—33.

9) Wundenbuch Fall 31.

Der Nacken trägt den Kopf, der auf ihm befestigt (*śmn*) ist[1]), von dem der Kopf durch abschneiden[2]) oder beim Zerfall der Leiche[3]) getrennt werden kann. Die Verbindung des Kopfes mit dem Nacken ist für den Ägypter wohl eine starre[4]), aber der Nacken kann sich „umwenden" (*ʿn*)[5]), er ist „drehbar" (*pẖr*)[6]). Wird diese seine normale Bewegungsmöglichkeit durch krankhafte Zustände behindert, ist er „steif" (*nẖt*) oder „steif ausgestreckt"[7]), dann ist es dem Patienten nicht möglich, auf seine „Schulter" (*ḳʿḥ*) oder seine „Brust" (*ḳȝb·t*) zu blicken; das zu versuchen, wird im Wundenbuch mehrfach vom Patienten durch den untersuchenden Arzt gefordert.

Die als krankhafter Zustand des Nackens wiederholt im Wundenbuch festgestellte „Steifheit" (*ṯsw*) des Nackens[8]) wird bewirkt durch versteift sein des „Bandes" (*ṯs*) des Nackens und der beiden *ʿ·t*-„Fleische" (d. h. wohl Muskelstränge)[9]) des Nackens und weiter dadurch, daß „die *mt·w* des Nakkens steif ausgestreckt (*dwn nẖt*) sind"[10]). Solcher *mt*-„Gefäße", die im Wundenbuch in der Mehrzahl genannt sind, kennt das eine der beiden Adernbücher zwei[11]), und diese „*mt*-Gefäße des Nackens, die jede Erkrankung [des Nackens] empfangen, sind es, die es bewirken, daß der Nacken schmerzt und die Augen an der *ḥȝr*-Krankheit leiden"[12]).

Eine andere seltene Bezeichnung des „Nackenhalses" *wśr·t* als Träger des Kopfes[13]) ist in der Medizin nicht gebräuchlich. Und der in seiner Bedeutung „Nacken"[14]) nicht völlig gesicherte Name *ẖȝb* lehrt uns anatomisch nichts für diesen Körperteil.

2. Vorderhals

Für den (weichen) Vorderhals und dessen Teile enthält die Sprache eine ganze Anzahl von Bezeichnungen[15]), die, soweit sie „Hals", „Kehle"

[1]) Totb. Spruch 149, 5. — Vgl. auch Eb. 1, 4 die Folge: Kopf, Nacken, Schulter.

[2]) Pap. d'Orbiney 16, 8 (vom Rind); Apophisbuch 27, 15 und 31, 12 (von Apophis).

[3]) Totb. Spruch 154, 17.

[4]) Ich glaube kaum, daß ihnen die Besonderheit der Verbindung des ersten Nackenwirbels mit dem zweiten klar gewesen ist.

[5]) Totb. Spruch 169, 13.

[6]) Wundenbuch Fall 19 und 32.

[7]) Wundenbuch Fall 7; Eb. 51, 21 (Nr. 295) ist von „Schwere" (*wdn*) des behinderten Nackens die Rede.

[8]) Besonders Wundenbuch Fall 4 und 5.

[9]) Eb. Nr. 295 (51, 20); vgl. auch Wundenbuch Fall 31 und Eb. 82, 1 (Nr. 656).

[10]) Wundenbuch Fall 7.

[11]) Eb. 103, 8; vgl. zur Stelle, in welcher der Abschreiber „es sind zwei *mt*-Gefäße vorhanden für den Nacken" offensichtlich ausgelassen hat. Ztschr. f. ägypt. Sprache Bd. 30, 1892, 36.

[12]) Eb. 103, 8—9.

[13]) Pyr. 286; Totb. Spruch 90, 2 und 99, 6.

[14]) Pap. Kahun 1, 19 (Frauenleiden). Wie sich dieser Name zum *ẖȝb*-„Sichelbein" = „Schlüsselbein" verhält, weiß ich nicht.

[15]) Die häufigste *ẖẖ* kommt in der Medizin nicht vor.

bedeuten, gern mit einem hieroglyphischen Begleitzeichen geschrieben werden, das in seiner älteren Gestalt einen gehörnten spitzschnäuzigen Tierkopf auf langem Hals zeigt, der später in einen Rinderkopf umgeformt ist, wobei der dünne lange Hals des älteren Zeichens vielleicht als herabhängende Luftröhre aufgefaßt sein mag; auch Wörter für „verschlingen, schlucken", wie besonders *ʿm*, werden so gekennzeichnet. Aber diese Kennzeichnung als Wörter für Hals im weiteren oder engeren Sinne hilft uns an sich für ihre anatomische Festlegung nicht und ebensowenig ihr Vorkommen in den Texten in bezug auf Halsschmuck, sprechen, schlucken, atmen, dürsten und ähnliches. In allen solchen Fällen sind diese Wörter ganz allgemein für Hals oder vom Hals gebraucht, wie es ähnlich auch in modernen Sprachen der Fall ist.

Das Organ, das mit dem Wort *ḥtj·t* (ältere Nebenform *ḥtw*) bezeichnet wird, ist dasjenige, durch das die Atemluft geht: es ist die Luftröhre oder ihr oberer Teil. Aber der Verfasser eines späten Weisheitsbuches, ein gewiß gebildeter Mann namens Amenemope, sagt in der Warnung vor Beraubung des Armen um seine dürftige Habe: „die Habe des Geringen ist ein Unwetter für die *ḥtj·t*, sie bewirkt Erbrechen für den *ʿšʿš*"[1]). Auch *ʿšʿš* ist ein Wort für „Hals" oder „Kehle", das wir nicht genauer bestimmen können. Das Wort *ḥtj·t* aber bezieht sich in dieser Stelle auf „essen", und wüßten wir weiter nichts darüber, so könnte man nicht ohne Grund an eine Bezeichnung der „Speiseröhre" denken.

Hat sich Amenemope nur eine dichterische Freiheit erlaubt? Ich fürchte, er hat soviel oder so wenig über Luftröhre und Speiseröhre gewußt wie bei uns irgendeiner, der „sich verschluckt hat" und dem „der Bissen in der Kehle steckengeblieben ist", auf Befragen angeben könnte, was ihm eigentlich passiert ist und wie und wo dieses Verschlucken und Steckenbleiben vor sich gegangen ist. Und ich fürchte weiter, daß auch der ägyptische Arzt das nicht genau hätte angeben können. Ich scheue mich gar nicht, diesen ketzerischen Zweifel hier mitten in der Arbeit auszusprechen, für mich zum Wachbleiben, für den Leser zur Warnung. Beides ist nötig.

Die wichtigste Stelle, die wir zur annähernden Bestimmung gleich dreier solcher Wörter für „Hals" besitzen, steht im Wundenbuch in einem Fall einer Luxation der Schlüsselbeine[2]), eine Stelle, die gut die sprachlichen und sachlichen Schwierigkeiten aufzeigt, die unserem Verständnis entgegenstehen, und auf die ich deshalb näher eingehen will. Diese Schwierigkeiten liegen, ganz abgesehen von der Bedeutung der drei Wörter *ḥtj·t*, *bbj·t* und *šȝšȝ·t*, auch darin, daß alle drei grammatisch Feminina sind und daß das Suffix —*ś* „sie" resp. „ihre" sich auf jedes dieser Wörter beziehen kann und es nicht mit Sicherheit auszumachen ist, auf welches es sich jeweils beziehen muß.

---

[1]) Amenemope 14, 8.
[2]) Wundenbuch Fall 34.

So wörtlich wie nur möglich übersetzt, lautet die Stelle: „ihre (der Schlüsselbeine) Köpfe bleiben im oberen Knochen der Brust, nahe bei der *ḥtj·t*. Es ist das Fleisch (*ḥʿ*) der *bbj·t* auf ihr, das ist das Fleisch (*ḥʿ*), das auf der *š3š3·t* ist. Zwei *mt*-Gefäße sind unter ihr, auf der rechten Seite, auf der linken Seite, für die *ḥtj·t*, für die *š3š3·t*. Sie (d. h. die Gefäße) geben (d. h. leiten) zur Lunge".

Von der *ḥtj·t*-„Luftröhre" war schon die Rede. Das Wort *bbj·t*, das gewiß zum Wort für die „Schlüsselbeine" *bb·wj* gehört und das auch in einer älteren Liste tierischer Körperteile[1]) vorkommt, wird wohl die „Schlüsselbeinregion" bezeichnen. Das Wort *š3š3·t* ist zum wenigsten eine Bezeichnung für „Hals", in den die Feinde geschnitten werden, um sie zu töten, und der in bezug auf Halsgeschmeide genannt wird (beide Verwendungen in späten Texten); es gibt auch ein Wort *š3š3j·t* „Halskette". Das ist das, was wir wissen, mit Vorsicht feststellen können. Breasted übersetzt *bbj·t* mit „gorget", faßt im übrigen die Stelle so auf, wie ich es tue. Fraglich ist, ob das „ihr" in der Angabe „zwei *mt*-Gefäße sind unter ihr" auf *bbj·t* geht oder auf *ḥtj·t*.

Auf Grund der Übersetzung Breasteds hat sich ein Arzt[2]) um diese Stelle bemüht, für die er zu folgender Deutung gelangt: „(deren) Köpfe in dem oberen Knochen der Brust (d. h. manubrium sterni) befestigt sind und bis zu der Kehle (*ḥtj·t*) reichen. Die Schilddrüse (*ḥʿ*) in der Schlüsselbeinregion befindet sich an derselben (d. h. der Kehle). Es ist die Schilddrüse (*ḥʿ*), die sich (auch) an seinem Rachen *š3š3·t* (d. h. Pharynx) befindet. Es sind zwei *mt*-Adern unter derselben (d. h. der Kehle), eine auf der rechten (und eine) auf der linken Seite seiner Kehle und seines Rachens. Sie geben (d. h. leiten) nach seiner Lunge".

„Der obere Knochen der Brust" kann in diesem Zusammenhang nicht wohl etwas anderes sein als das manubrium sterni, eben der oberste Teil des Brustbeines. Das ist auch für mich genau so selbstverständlich wie mir die „Schilddrüse" und der „Rachen" unwahrscheinlich sind[3]). Nicht unwahrscheinlich an sich (warum sollten die alten Ärzte „Schilddrüse" und „Rachen" nicht gekannt resp. unterschieden und eigens benannt haben?), sondern deswegen, weil ich durchaus nicht begreife, wie man dieser Stelle diesen Sinn abgewinnen kann, und weil ich mich frage, wohin wir kommen, wenn wir so vorgehen, so in die Texte hineintragen, sie umdeuten und ausdeuten. Ich jedenfalls darf und will bei der Durchführung meines Vorhabens so nicht verfahren, vielmehr bemüht sein, das gute Wort Epicharms zu

[1]) Gardiner, Onomastica I S. 18.

[2]) Dr. B. Ebbell, Die altägyptische Chirurgie (= Skrifter utgitt av Det Norske Videnskaps Akademi i Oslo, II Hist.-filos. Klasse 1939 Nr. 2) S. 54. Dazu Ebbels Ausführungen in Acta Orientalia XV S. 299.

[3]) Mit Genugtuung stelle ich fest, daß auch G. Lefebvre in § 22 seines oben genannten Buches Zweifel hegt: „Les Égyptiens ont peut-être connu le corps thyroide, qu'ils auraient désigné du nom peu précis de *ḥʿ* chair" (unter Bezug auf die Deutung Ebbells). Und zu *š3š3·t*-„Rachen" äußert er sich ebenda so: „ce mot serait selon Ebbell la partie supérieure de l'oesophage".

beherzigen: „sei nüchtern und mißtrauisch, das sind die Arme des Verstandes“[1]).

Die „Vorderseite des Halses“ *ḫ'm*, die im Ebers außer in der Überschrift eines Rezepts[2]) auch noch als mit einer bösen Geschwulst behaftet[3]) erwähnt wird, kommt auch im Wundenbuch vor, das den Fall „einer klaffenden Wunde in der Vorderseite des Halses (*ḫ'm*)“[4]) bespricht. Diese „ist tief hinein bis zur *šbb*“ und „wenn der Patient Wasser trinkt“, dann „kommt es aus der Öffnung der Wunde heraus“. Nun bezeichnet das Wort *šbb* (eigentlich „Röhre“) ganz sicher die „Luftröhre“, deren Knorpelringe mit der Mastspitze[5]) verglichen werden, die mehrere Lagen von Scheiben, vermutlich ringförmiger, zeigt[6]), die den Vergleich auch für unsere Augen anschaulich machen. Wenn nun in diesem Fall angegeben wird, daß bei einer tiefen Halswunde soeben getrunkenes Wasser wieder aus der Wunde läuft, so ist natürlich die Speiseröhre angeschnitten worden. Aber darf man deshalb die *šbb* „Luftröhre“ in diesem Fall als Bezeichnung der „Speiseröhre“ erklären? Man darf es nur, wenn man sich auf den Stand der Kenntnisse des ägyptischen Arztes stellt, der offenbar beide Rohrleitungen, um mich so auszudrücken, des Halses für identisch hielt, der, und ich vermute, daß es so liegt, den hinter der Luftröhre befindlichen Speiseschlauch nicht kannte.

Die späte Sprache besitzt einen Ausdruck *tpḥ·t wḏ kꜣ·w* „Höhle, die Speisen sendet“[7]) oder auch in der Form „Höhle, die Speisen zum Bauch sendet“[8]), unter anderem als Bezeichnung des Hålses des Gottes Osiris[9]). Ob damit nur der Schlund gemeint ist oder auch die „Speiseröhre“, läßt sich nicht ersehen.

Vom „Schlund“ *ḥngg* ist oben bei der Zunge schon gesprochen worden. Näheres wissen wir über ihn nicht.

---

[1]) Der Medizinhistoriker Chauncey D. Leake hat in seinem sehr lesenswerten kleinen Buch: The old egyptian medical Papyri, University of Kansas Press, Kansas 1952, Seite 9 die Ausgabe des Pap. Edwin Smith durch J. H. Breasted in reizender Weise so gekennzeichnet: „This is a work of overwhelming proportions and great importance, comprising a full-size facsimile, hieroglyphic transliteration, translation, commentary, analysis and much enthusiasm“. Mutatis mutandis gilt der Schluß dieses Urteils auch für die Bemühungen Dr. Ebbells, deren Bedeutung und Wert ich gern anerkenne, wenn ich ihre Ergebnisse auch nicht selten bezweifeln muß. Ich verweise auch auf das oben Seite 6 angeführte nüchterne Urteil Max Meyerhofs.

[2]) Eb. Nr. 596 (76, 8) (in der Überschrift hat der Abschreiber die Angabe der Erkrankung ausgelassen).

[3]) Eb. Nr. 860 (105, 1).

[4]) Wundenbuch Fall 28.

[5]) Urk. V 207.

[6]) Vgl. die Abbildung in: Grabdenkmal des Sahure II, Die Wandbilder, Text S. 135.

[7]) Erman, Wortforschung II u. III, S. 933.

[8]) Mar. Dendera III 55 b.

[9]) Edfou I 337.

3. Schultergürtel

Der Ägypter kannte Schulterblatt und Schlüsselbeine und hatte für beides eigene Namen. Das „Schulterblatt“ *mḫ͑ḳ·t* wird auch als Körperteil gewöhnlich ebenso geschrieben wie das Wort, von dem es seine Bezeichnung hat, wie *mḫ͑ḳ·t* „Rasiermesser“, zwischen dessen ägyptischer Form und der Gestalt der scapula eine gewisse Ähnlichkeit besteht. Auch die beiden Ausläufer des Schulterblattes, das Rabenschnabelbein und das freie Ende der spina scapulae, waren bekannt, wurden aber nicht eigentlich als der *mḫ͑ḳ·t* zugehörig betrachtet, sondern als Teil der „Schulter“ *ḳ͑ḥ* angesehen. Ihr Name war *ꜣm͑·t nt ḳ͑ḥ* „Krallenknochen der Schulter“[1]), mit derselben Benennung der beiden Knochenenden, die wir schon beim ramus des Unterkiefers angetroffen haben.

Die Schlüsselbeine, die uns erst aus dem Wundenbuch bekanntgeworden sind, scheinen zwei Bezeichnungen gehabt zu haben, eine populäre *ḫꜣb* „Sichelbein“ (nach der S-förmigen Gestalt der Knochen) und eine anatomische *bb·wj* „die beiden *bb*-Schlüsselbeine“. Das könnte aus der Glosse geschlossen werden, die in einem Fall des Wundenbuches[2]) den sonst wohl nicht geläufigen Namen *bb* erklären soll. Es ist dieselbe Glosse, die uns schon bei der Frage nach *bbj·t*, *ḥtj·t* und *šꜣšꜣ·t* als Teilen des Vorderhalses beschäftigt hat. Ihr Anfang lautet: „die Luxation (*wnḥ*) in den Schlüsselbeinen (*bb·wj*): das ist eine *nfṫ*-Verdrehung (Verschiebung o. ä.) der Köpfe des Sichelbeins (*ḫꜣb*). Ihre Köpfe bleiben[3]) im oberen Knochen der Brust“ (und so weiter; siehe die Fortsetzung bei „Vorderhals“). Die Erklärung soll offenbar sowohl dem Ausdruck *wnḥ* als auch der Benennung der Schlüsselbeine dienen. Dabei ist es nicht uninteressant, daß der Erklärer hier vom manubrium sterni, um deutlich zu sein, schlicht als vom „oberen Knochen der Brust“ spricht, also den seinerseits wieder der Deutung bedürftigen Fachausdruck für das obere Ende des „Brustbeins“ (*ḥntꜣ*) vermeidet (vgl. dazu auf S. 58).

Beide Knochen, Schulterblatt und Schlüsselbein, bilden die „Achsel“ *ḥtṯ·t* und die „Schulter“ *ḳ͑ḥ*. Die *ḥtṯ·t*-„Achsel“, deren Höhlung unter dem Armansatz, weil Schweiß absondernd, wohl gemeint ist, wenn „schöne Weiber Myrrhe an ihr Haar und Weihrauch an ihre Achseln (*ḥtṯ·t*) geben“[4]), wird im Wundenbuch (im Zusammenhang mit dem Schulterblatt) erwähnt „mit einer klaffenden Wunde an der Achsel“[5]). Bei einer gewissen Erkrankung[6]) erwähnt der Ebers[7]) bestimmte (d. h. für uns unbestimmbare)

---

1) Wundenbuch Fall 8.
2) Wundenbuch Fall 34.
3) Wohl im Sinne von „sind befestigt an“.
4) Zaub. f. M. u. K. 3, 6.
5) Wundenbuch Fall 47.
6) Nach Ebbell in seiner „Chirurgie“ S. 88 angeblich „lepra maculo-anaesthetica“.
7) Eb. Nr. 877 (110, 2).

Erscheinungen „in (oder: an[1])) der Achsel, in (an) den Armen (*gbꜣ*), in (an) der Leistengegend (*npḥ·w*), in (an) den Oberschenkeln (*mn·tj*)", stellt also Achsel und Arm als Teile des Schultergürtels solchen des Beckens gegenüber.

Die *kꜥḥ*-„Schulter", deren Bedeutung völlig gesichert ist, wird im Ebers an einer Stelle[2]) fast wie ein Synonym zu *gbꜣ*-„Arm" erwähnt und im Wundenbuch neben *nḥb·t* „Nacken", *šnb·t* „Brust" und *kꜣb·t* „Brust", in diesen Verbindungen besonders, wenn es vom Kranken, der an Versteifung der Nackenbänder leidet, heißt, daß „er nicht imstande ist, auf seine Schultern und seine Brust zu blicken". Für die *mt*-Gefäße, die über die Schultern führen, vgl. unter Ohr. Die einmal[3]) genannten *mt*-„Gefäße" der Schulter, die mit einem Umschlag behandelt werden sollen, mögen Muskeln oder Bänder sein. Bei einer Bruchverletzung der Schlüsselbeine[4]) und des Armes[5]) soll der Arzt, bei Rückenlage des Patienten, etwas Gewölbtes (einen Ballen Leinen) zwischen die Schulterblätter legen, um die Schultern ausbreiten zu können, so daß er die Bruchstellen leichter aneinanderpassen kann. Verrenkung oder Verschiebung der Schlüsselbeine hat ein „Herabhängen der Schulter" zur Folge[6]).

Bei einer schweren Schädelverletzung[7]) sind als Folgen auch Lähmungserscheinungen erwähnt, dabei auch die Behinderung der freien Bewegung des Armes, so daß er „nicht den Kopf des Krallenknochens der Schulter lösen kann"[7]). Die weitere Folge ist, daß „der Daumen nicht mitten in die Hand fallen kann"; über diese Erscheinung unten bei Hand. Es handelt sich um Lähmungserscheinungen am Arm, der am Krallenknochen der Schulter eingelenkt ist, wenn wir auch über die Art der Verbindung weiter nichts erfahren.

4. Arm und Hand

Die Bildzeichen des Armes, welche die Wörter für „Arm" und für „umarmen" begleiten, sind zweierlei Art. „Umarmen", „umfassen" wird gekennzeichnet durch ein Bild beider am Schulterende verbundener Arme, die Ober- und Unterarm nebst Hand erkennen lassen, in äußerst vereinfachter Linienführung. Das Begleitzeichen für die Wörter, die „Arm" bedeuten,

---

1) Die ägyptische Präposition *m* macht an vielen Stellen, in denen sie in medizinischen Texten vorkommt, die Übersetzung und die Auffassung fraglich, ob es sich um ein „in" oder ein „an" handelt. Diese Schwierigkeit bei dieser und bei noch anderen Präpositionen im Ägyptischen — die Präpositionen gehören in allen Sprachen zu den vielbedeutendsten Wörtern — ist natürlich für anatomisch-medizinische Feststellungen besonders peinlich.

2) Eb. Nr. 856 (103, 11—12).

3) Eb. Nr. 650 (81, 10).

4) Wundenbuch Fall 35.

5) Wundenbuch Fall 36.

6) Wundenbuch Fall 34.

7) Wundenbuch Fall 8.

dagegen gibt nur den Unterarm [1]) nebst Hand wieder und vom Oberarm nur einen kurzen Ansatz, senkrecht auf dem Ende des Unterarmes, so daß das Ellbogengelenk im rechten Winkel angedeutet ist. Dieser Ansatz ist gewöhnlich oben gerade abgeschnitten, beim Zeichen für *rmn* „Arm" aber alt in eigentümlicher Weise gekrümmt gezeichnet, so daß man an einen Versuch zur Wiedergabe der Schulter denken könnte. Die Hand der Zeichen für den Arm ist verschieden gestaltet: teils einfach ausgestreckt, Handfläche und Daumen andeutend; teils hängt die Hand etwas herab; teils ist sie umgedreht über dem nach unten gerichteten Daumen sichtbar; teils ist sie, und so gern bei *rmn* „Arm", deutlich zur Faust geballt. — Die Verteilung dieser und noch anderer Varianten des Bildzeichens für den Arm (indem auf der flachen Hand etwas liegt, die geballte Hand etwas hält, und ähnliches) ist für unsere Fragen ohne Belang.

Von den verschiedenen Wörtern für den „Arm" kommen medizinisch drei in Betracht: *ˁ*, *rmn* und *gbꜣ*. Dies letztgenannte ist das eigentliche anatomische Wort für den Arm als Ganzes. Das Wort *rmn* bedeutet „Oberarm" (und dann auch „Seite"). Das häufigste der Wörter, *ˁ*, bezeichnet zunächst den Unterarm mit der Hand, wird aber früh die allgemeine Benennung für „Arm" und „Hand" und das so, daß häufig nicht klar ist, ob der Ägypter den Arm oder ob er die Hand gemeint hat.

Für das Verhältnis von *rmn* „Oberarm" zu *ˁ* „Unterarm" gibt es eine lehrreiche Stelle in einem Text, der dem wiederbelebten Toten das erneute Funktionieren seiner Glieder versichert; darin heißt es „deine Unterarme (*ˁ·wj*) drehen sich (*pẖr*) dir zu deinen Oberarmen (*rmn·wj*) hin" [2]). Unterarme und Oberarme werden in einem Rezept [3]) als zu salbende Glieder genannt. Sonst wird *rmn* als „Oberarm" in der Medizin nicht erwähnt [4]).

Mit dem Wort *ˁ* steht es merkwürdig, insofern es, wie schon angedeutet, sowohl für „Arm" als auch für „Hand" gebraucht wird, und als „Arm" synonym zu *gbꜣ* „Arm". Im Buch vom Herzen und den *mt*-„Gefäßen" soll der Arzt, um den Pulsschlag zu fühlen, seine *ˁ·wj* „Hände" (mit dem eigentlichen Wort für die Hand *ḏr·t* als Textvariante) auf die betreffenden Körperstellen geben [5]), und auch im Wundenbuch wird der untersuchende Arzt mehrmals angewiesen, „seine *ˁ*-Hand auf den Patienten zu legen" [6]). Andererseits heißt es in einem Fall des Wundenbuches, daß der Kranke infolge einer Verletzung eines Nackenwirbels „seiner Arme und Beine (*ˁ·wj* und *rd·wj*)

---

[1]) Das für den Unterarm = Elle vorhandene Wort *mḥ* wird medizinisch nicht verwendet und lehrt anatomisch nichts.

[2]) Urk. IV 114.

[3]) Pap. med. Berlin 3038 Nr. 196.

[4]) In den Listen der Körperteile wird *rmn* aufgeführt, auch neben *ˁ* (z. B. Pyr. 135).

[5]) Eb. 99, 3.

[6]) z. B. Wundenbuch Fall 7.

nicht mächtig sei"[1]). Und in diesem Sinne verwendet auch das kürzere Gefäßbuch das Wort ʿ: „es sind sechs *mt*-Gefäße, die zu den ʿ·*wj*-Armen leiten, drei zum rechten (Arm), drei zum linken (Arm); die leiten zu den Fingern"[2]).

Das andere Gefäßbuch spricht statt dessen nur von „zwei *mt*-Gefäßen für den *gbꜣ*-Arm"[3]), wobei unsicher bleibt, ob im ganzen nur zwei Gefäße zu den Armen führen oder ob jeder Arm zwei Gefäße hat. Jedenfalls steht hier der anatomische Name für den „Arm", und vielleicht sind die oben genannten ʿ-„Arme" mit ihren sechs Gefäßen auch als *gbꜣ*-„Arme" gemeint. Diese Gefäße scheinen Schmerzen der Schulter und Zittern der Finger zu verursachen[4]), wenn sie nicht in normalem Zustand sind. Im Wundenbuch bezeichnet *gbꜣ* in den Fällen[5]), die Bruchverletzungen am Arm betreffen, im besonderen „Oberarm".

Das eigentliche Wort für „Hand" *ḏr·t* zeigt im Schriftbild gewöhnlich die Hand von der Seite gesehen mit der Handfläche nebst den Fingern (meist ohne sie einzeln sichtbar zu machen, sondern als glatte Fläche) und dem Daumen[6]). An der Hand lassen sich unterscheiden:

„Handrücken" (*śꜣ n ḏr·t*, eigentlich das „Außen der Hand"), mit dem das kleine Kind sich die Tränen aus dem Auge reibt[7]); unmittelbar vorher steht: (der Kranke) „nimmt oft seine ʿ-Hand an das Gesicht".

„Handmitte" (*ḥrj-ib n ḏr·t*), in welche der Daumen fällt, wenn man ihn seitlich hineinlegt und die vier Finger darüber schließt[8]).

„Unterhand" (*ẖrj ḏr·t*), die Innenfläche der Hand, die der Arzt dem Kranken auf die Brust legt[9]).

„Auf der Hand" (*ḥrj n ḏr·t*), auf der man etwas trägt oder hebt, also auch die Innenhand als Mittel zum Tragen[10]).

Die „Finger" heißen *ḏbʿ*, und zwar alle fünf, wenn es auch ein besonderes Wort für den „Daumen" gibt, *ʿn·t* „Kralle" bzw. „Nagel"[11]). In der älteren Sprache und so auch in der Medizin heißen die Nägel der Finger und der

---

[1]) Wundenbuch Fall 31.

[2]) Eb. 100, 5—6.

[3]) Eb. 103, 11.

[4]) Eb. 103, 11ff.

[5]) Wundenbuch Fall 35—38.

[6]) Gute Abbildungen „ägyptischer" Hände und auch des Daumens: Mitteil. Deutsches Institut in Kairo Bd. 9, 1940, 151ff.

[7]) Wundenbuch Fall 20.

[8]) Wundenbuch Fall 8.

[9]) Wundenbuch Fall 45.

[10]) Pap. Leiden 343 Vs. 7, 3; 345 Vs. G 2, 10.

[11]) Von Breasted in seinem Kommentar zum Edwin Smith, Wundenbuch Fall 8, nicht erkannt in der soeben bei „Mittelhand" erwähnten Stelle. Infolge einer Lähmung können nicht, wie Breasted meinte „die Nägel nicht in die Handmitte fallen" sondern, es steht der Singular *ʿn·t* im Text (!), „es kann der Daumen (*ʿn·t*) nicht in die Mittelhand fallen", d. h. die Finger können sich nicht um den Daumen schließen.

Zeḥen *ʿn·t*. Der größte Nagel ist daneben zur Bezeichnung des Daumens selbst benutzt[1]).

Wie der Daumen einen besonderen Namen hat, so wird auch der „kleine Finger" (*ḏbʿ šrr*) eigens unterschieden von einem „großen Finger" (*ḏbʿ wr*), wohl Zeige- oder Mittelfinger[2]).

Das Bildzeichen des aufrecht oder waagerecht gestreckten Fingers zeigt häufig das Nagelglied in anatomisch unmöglicher Weise stark zur Seite (d. h. nach vorn) gebogen, was nur beim vorderen Daumenglied natürlich ist. Daraus ist, irrig wie es scheint, gefolgert worden, daß das Wort für „Finger" *ḏbʿ* ursprünglich den Daumen bezeichnet hätte[3]).

---

[1]) Diese spezielle Bedeutung von *ʿn·t* „Daumen" hat sich bis ins Koptische erhalten, das für die Nägel der Finger und der Zehen eine andere Bezeichnung verwendet, die auf ein spätägyptisches Wort *ȝb* zurückgeht.

[2]) Pyr. 475; vgl. Sethes Bemerkungen im Kommentar dazu.

[3]) Vgl. Mitteil. Deutsch. Institut Kairo Bd. 9, 1940, 146ff.

V. Rücken und Brustkorb

1. Allgemeines

Für den „Rumpf“ in unserem Sinne (Kopf-Rumpf-Gliedmaßen) hat der Ägypter bestenfalls uneigentliche Bezeichnungen. Den gelegentlichen Gebrauch von *ḫʿ*-„Körper“ im Sinne von „Rumpf“ habe ich schon oben auf Seite 18 erwähnt. Einen anderen Ausdruck für Rumpf hat man in einer Stelle der Pyramidentexte[1]) vermutet, in der es heißt: „sein (des Toten) Kopf ist auf seinen (des Toten) *wśr·t*-Hals geknüpft, es ist sein (des Toten) *wśr·t*-Hals auf seinem (des Toten) *mk·t*“. Das „sein“ kann sich bei *mk·t* nicht auf das Femininum *wśr·t* beziehen — was an sich zu erwarten wäre im Hinblick auf den Gebrauch von *mk·t* sonst. Dieses Wort bezeichnet im Zusammenhang mit Körperteilen die richtige Stelle, an der sich ein solcher befindet. So besonders das Herz (die Stellen werden unten bei „Herz und Magen“ besprochen werden), aber auch die Arme: „die *rmn*-Arme bleiben auf ihren *mk·t*-Stellen“[2]), und auch der Kopf „wird festgemacht und auf sein *mk·t* gegeben“[3]). Die oben erwähnte Stelle aus den Pyramidentexten ist die einzige mir bekannte, in der *mk·t* nicht auf einen Körperteil bezogen werden kann[4]).

2. Rücken

Die drei Wörter für „Rücken“ *śꜣ*, *pśḏ* und *iꜣ·t* sind, nach unserm Material zu urteilen, verschieden alt und sind auch nach ihren Grundbedeutungen[5]) verschieden und verschieden auch im Gebrauch. Das älteste Wort *śꜣ* wird in der Schrift fast niemals von einem Bildzeichen begleitet, das auf die Bedeutung als Körperteil hinwiese. Das Wort findet sich unter anderem in

---

[1]) Pyr. 286. Vgl. Sethes Bemerkungen im Kommentar: Die Vermutung „Rumpf“ stammt von ihm.

[2]) Totb. Spruch 172, 24.

[3]) Totb. Spruch 178, 2.

[4]) Allerdings steht das *-f* in beiden Texten (W und T). — Dieser Gebrauch von *mk·t* „Stelle“ eines Körperteils ist der ältere. Möglicherweise ist der oben in der Darstellung angegebene ein geänderter späterer Gebrauch.

[5]) Vgl. auch Lefebvre § 31.

einer alten Aufzählung der Körperteile des Menschen in der Folge: „Unterarme, Oberarme, Bauch, *ś3*-Rücken, Hinterer, Beine, Kopf“[1]), wird auch als Körperteil von Tieren[2]) erwähnt, ist aber in der Hauptsache immer so allgemein gebraucht wie auch „Rücken“ bei uns und dabei besonders häufig in Ausdrücken für „im Rücken von ...“ = „nach ...“ und ähnlichen. Die früher als „Rücken des Auges“ und „Rücken der Hand“ aufgefaßten Ausdrücke *ś3 n ỉr·t* und *ś3 n ḏr·t* enthalten ein Wort *ś3* „das Außen“ und sind mit „Außenseite des Auges“, „Außenseite der Hand“ zu übersetzen.

Als anatomische Bezeichnung für den Rücken kommt *ś3* eigentlich nicht vor. Denn die einzige Erwähnung in einer Diagnose von einem Magenkranken mit Beschwerden am *pśḏ*-„Rücken“[3]) ist unsicher. Das Verdikt schließt mit der Bemerkung „eine Krankheit die ich behandeln will“ *m sp·w nw ś3*. Diese Worte würde man unbefangen übersetzen „mit Mitteln des *ś3*-Rückens“. Aber ich hege Zweifel, ob das richtig wäre. Denn, wie ich an anderer Stelle zeigen werde, scheint der vorliegende Text nicht in Ordnung zu sein. In diesen Ausdrücken *sp·w nw* folgt auf das *nw* sonst regelmäßig der Infinitiv einer Handlung, so daß ich vermute, auch hier wird ein solcher Infinitiv gestanden haben und vom Abschreiber ausgelassen sein: „Mittel für [das Behandeln o. ä.] des *ś3*-Rückens“, wobei *ś3* mehr als allgemeiner Ausdruck für „Rücken“ verwendet ist. Aber gewiß ist die Erwähnung des Wortes bemerkenswert, zumal in demselben Text auch *pśḏ* gebraucht ist. Ob ein in derselben Diagnose vorkommendes *ḥr ś3* („ein *pẖr·t*-Mittel geben *ḥr ś3*“) als „auf den Rücken“ (man erwartet „seinen“ R.) oder ob es adverbiell zu fassen ist „hernach“, ist nicht mit Sicherheit auszumachen.

Anders steht es mit den beiden Wörtern *pśḏ* und *ỉ3·t*, die immer von Bildzeichen begleitet sind, und zwar, neben dem Fleischstück, bevorzugt von verschieden gestalteten Hieroglyphenbildern, welche Stücke der Wirbelsäule, gereihte Wirbel mit Andeutungen der Dornfortsätze, auch wohl der Rippen darstellen sollen. Diesen Wörtern scheint die Grundbedeutung „Rückgrat“ zu eignen, und sie müssen ursprünglich etwas verschiedenes bezeichnet haben. Denn in einer Aufzählung der Reliquien der Osirisleiche werden sie nebeneinander genannt: „Leib, *pśḏ*-Rückgrat, Ohren, *ỉ3·t*-Rückgrat“[4]). Und im Veterinärpapyrus ist vom „*ỉ3·t* des *pśḏ*“ eines kranken Rindes die Rede[5]). Von beiden Bezeichnungen werden die Wirbel erwähnt, wenn auch bei *ỉ3·t* nur außerhalb der medizinischen Texte, welche das Wort nicht kennen. Aber eine Liste der Körperteile führt „die Wirbel des *ỉ3·t*-Rückgrats“ auf[6]), und ein Schultext spricht davon, daß der Nacken des

[1]) Pyr. 135.

[2]) des Rindes, und auch eines *ḏr·t*-„Falken“ (Eb. 65, 17: die Hand des Kranken soll über den *ś3*-Rücken eines lebenden Falken streichen).

[3]) Eb. Nr. 200 (40, 5).

[4]) Mar. Dend. IV 36, 45.

[5]) Veter. Kahun 26.

[6]) Pap. mag. Vatican 4, 8.

Beladenen steif ist wie der eines Esels; „die Wirbel seines *ỉꜣ·t*-Rückens sind gebeugt“ [1]).

Das anatomische Wort für „Rücken“ ist *pśḏ*, und auch die meisten Listen nennen den Rücken so. Die Kennzeichnung durch vielgestaltige Bilder des Rückgrats ist bei diesem Wort häufig. Und von ihm gibt es auch eine pluralische Schreibung in einem alten Text, in dem vom „*pśḏ*-Rücken des Osiris“ die Rede ist [2]). Das Wort ist hier von drei Bildern des Wirbelsäulenabschnitts mit dem herausquellenden Rückenmark begleitet, des Bildes, das vor allem dem unten zu besprechenden Wort *imꜣḫ* zugehört. Es sieht aus, als seien an der obigen Stelle die Wirbel des Rückens gemeint, die sonst, auch in der Medizin, ausdrücklich mit *ṯs n pśḏ* „Wirbel des Rückens“ bezeichnet werden. So jedenfalls einmal im Wundenbuch [3]) in der leider unvollständig abgeschriebenen Behandlung einer Verstauchung „eines Wirbels des *pśḏ*-Rückens“, derzufolge der Patient die Beine nicht ohne Beschwerden ausstrecken kann, sie vielmehr sogleich wieder anzieht.

Die sonstigen Erwähnungen von *pśḏ* in der Medizin [4]) lehren uns nichts. Aber vielleicht spricht die soeben erwähnte Stelle im Wundenbuch dafür, daß *pśḏ* im besonderen den unteren Teil des Rückens bezeichnet. Dazu könnte passen, daß von den Reliquien der Osirisleiche zweimal, durch „und“ verbunden, „*pśḏ* und Phallus (*mṯꜣ*)“ zusammen genannt werden [5]), was, mir wenigstens, auffallend ist.

Die Wirbelsäule wird auch noch mit *bḳś·w* bezeichnet, so in einem Fall des Wundenbuches [6]) und an Stellen, an denen von einem „*ṯs*-Wirbel des *bḳś·w*“ gesprochen wird [7]). Das Wort hat weiter offenbar auch die Bedeutung [8]) „Wirbelsäulenkanal“. Denn in der letzten Stunde des Buches von der Fahrt der Sonne durch die Unterwelt wird der Sonnengott in seinem Schiff „im *bḳś·w* einer ungeheuren Schlange“ gezogen, aus der er dann als Morgensonne herauskommt [9]). Zu dieser Bedeutung „Wirbelsäulenkanal“ paßt auch das Begleitzeichen des Wortes *bḳś·w* in einem alten Text, das einen Wirbelknochen mit seiner Durchbohrung darstellt [10]).

---

1) Anast. III, 5, 11 (*ḫꜣb*; var. *sꜣw* „gebrochen“). — Die Pap. Turin 134, 3 genannten „sieben Wirbel des *ỉꜣ·t*-Rückens“ des Skorpions werden die „Ringe“ des Skorpionkörpers bezeichnen.

2) Pyr. 517; Sethe hat der ungewöhnlichen Schreibung im Kommentar keine Beachtung geschenkt.

3) Wundenbuch Fall 48 (letzter Fall).

4) Schmerzen im (am) Rücken eines Magenkranken (Eb. Nr. 200 = 40, 5), und eine Erwähnung in Fall 7 des Wundenbuches in unklarem Zusammenhang: „seine Zähne, sein Rücken, der Geruch seines Schädels“.

5) Dendera Osiristempel: Düm. Geogr. Inschr. I 83 und III 49.

6) Wundenbuch Fall 31, und zwar deutlich Wirbelsäule des Rückens, nach den Halswirbeln.

7) Pyr. 229 und Lacau, Textes religieux Nr. 27.

8) Die vermutete Bedeutung „Rückenmark“ (Wundenbuch Fall 31) scheint mir unsicher.

9) Großes Amduat, 12. Stunde, mittleres Feld.

10) Pyr. 409.

Den Wirbelkanal stellt auch das schon erwähnte Begleitzeichen des Wortstammes *im3ḫ* dar, und ein so lautendes Wort für den „Wirbelsäulenkanal" ist auch belegt: der Sonnengott „kommt heraus aus dem *im3ḫ* der Unterweltsschlange[1]).

Am Rücken werden keine *mt*-„Gefäße" angegeben.

3. Rippen und Brustbein

Die Rippe als Teil des menschlichen und tierischen Körpers heißt *śpr*, kommt aber außer in einer Liste der Körperteile[2]), in einem Verzeichnis der Teile des Schiffes, dessen Spanten mit den Rippen von Göttern verglichen werden[3]) und außer der Erwähnung von gebrochenen Rippen in einem medizinischen Text[4]) als Körperteil des Menschen nicht vor. Dagegen ist das Wort *śpr* als Rippe und Rippenstück von Tieren gut belegt; es wird begleitet von dem hieroglyphischen Zeichen der Rippe als einer (oder mehrerer) leicht nach oben gewölbten Linie, mit der Andeutung von etwas Fleisch in der Mitte unter der Bogenwölbung.

Daneben hat es anatomisch noch eine andere Bezeichnung für „die Rippen" gegeben, der wir im Wundenbuch begegnen, in dem drei Fälle[5]) offenbar von Verletzungen der Rippen handeln. Denn das hier verwendete Wort *ḥn·w* wird in einer Glosse so gedeutet: „die *ḥn·w* (im Plural) der *ḳ3b·t*-Brust, das sind die Knochen der *ḳ3b·t*-Brust"[6]). Zu ihnen gehört das *ḫnt3* der *ḳ3b·t*-„Brust", das als „der obere Kopf (*tp*) der *ḳ3b·t*-Brust" erklärt ist[7]), wohl das „Brustbein", von dem wir den „oberen Knochen der Brust" schon bei der Besprechung des Schultergürtels als Namen des manubrium sterni kennengelernt haben. Das *ḫnt3*-„Brustbein" ist in der Glosse mit einem Tier *ḫnt3* verglichen, das wir nicht kennen. Breasted dachte an Stachelschwein[8]) (ein mir nicht verständlicher Vergleich) und wollte die *śr·t* „Stacheln" des Tieres auch im Schluß der Glosse über die *ḥnw* erkennen, indem er ein unzweideutig dastehendes *św·t* (geschrieben wie das Wort *św·t* „Weizenkorn") *śr·t* zu lesen vorschlug. Ich kann auch Meyerhof nicht zustimmen, der sagt: „das tertium comparationis (mit einem Stachelschwein) würde in den vom Manubrium strahlig nach allen Seiten ausgehenden Knochenteilen liegen"

[1]) Großes Amduat, 12. Stunde, mittleres Feld (nach Pap. Leiden T 71); vgl. auch die Erwähnung von *im3ḫ* neben *pśḏ·w* (im Plural!) in einem Sargtext: Ztschr. f. ägypt. Sprache 47, 1910, 126.

[2]) Pap. Beatty VII Rs. 4, 5.

[3]) Textes relig. ed. Lacau 27, Nr. 20 und 21.

[4]) Hearst 1, 15.

[5]) Wundenbuch Fall 42—44.

[6]) Wundenbuch Fall 42.

[7]) Edwin Smith 13, 17; *tp* mag hier etwa „Partie" bedeuten.

[8]) Er wollte *ḫnt3* mit einem Eb. 92, 7 erwähnten Tier *ḫntj* identifizieren, das Stacheln hat.

(in der schon angeführten Arbeit S. 674). Wenn *ḫnt3* als Tier, nach dem doch wohl das *ḫnt3*-„Brustbein“ benannt ist, die „Spinne“ bedeutete, so würde die Bezeichnung besser verständlich sein. Das *ḫntj*-Tier ist dann ein anderes Tier (ob ein Igel ?).

Die von den Rippenbögen gebildeten Seiten des Oberkörpers scheinen *ḏrw·w* zu heißen, die Rippengegend, die Seiten[1]. Diese Bedeutung paßt gut für die Stellen, die *ḏrw·w* als Körperteil eines Tieres nennen[2], und paßt ebenso für den Körper des Menschen in den Listen der Körperteile, in der Beschreibung einer Götterfigur „mit ihren Unterarmen auf ihren Seiten“ (d. h. auf die Seiten gestemmt)[3], und auch für die Erwähnungen in der Medizin[4].

4. Brust als Ganzes

Das anatomische Wort für die „Brust“ ist das schon mehrfach erwähnte *ḳ3b·t*[5], dessen koptischer Nachkömmling nur noch die weibliche Brust, die Brustwarze der Frau bezeichnet, eine Bedeutung, die das alte Wort nie[6] hat, das immer, im Singular, als Name der Brust des Menschen verwendet wird. Es ist medizinisch insbesondere im Wundenbuch mit Verletzungen, Schwellungen und anderem Krankhaften genannt, findet sich aber auch in medizinischen Texten sonst[7].

In der im Wundenbuch wiederholt gestellten Forderung des Arztes an den Kranken, auf seine *ḳʿḥ*-„Schulter“ und seine *ḳ3b·t*-„Brust“ zu blicken (um feststellen zu können, ob Nacken und Hals beweglich oder krankhaft versteift sind), steht einmal[8] statt *ḳ3b·t*, wie ein Synonym zu ihm, das Wort *šnb·t*, das die Brust, den Oberkörper bezeichnet. Die Bedeutung von *šnb·t* ist völlig gesichert[9]: „Brust“, die der Säugling berührt; auf welche die Sonne scheint, wenn der Mensch sich ihr mit erhobenen Armen und Händen

---

[1] Zu *im* „Seite“ und *gś* „Seite“ und ihre vermutlich ursprünglichen Bedeutungen „Rippen“ vgl. Sethe in Ztschr. f. ägypt. Sprache 64, 1929, 10.

[2] Vgl. das Vorkommen in Gardiners Onomastica.

[3] Edfu, Piehl Inscr. II 116.

[4] Vgl. Eb. 37, 3 (Gegensatz: Bauch) sowie 76, 10 und 18.

[5] Es gibt noch ein anderes, ebenso geschriebenes Wort, das einen Teil des Beines bezeichnet.

[6] Die Bedeutung mamma hat es nie. Von der Brust einer Frau im allgemeinen kommt *ḳ3b·t* vor, aber nur vereinzelt.

[7] Eb. Nr. 528 (71, 2); Pap. med. Berlin 3038, Rs. 1, 9; Frauenbuch Kahun 3, 13 (in einer Geburtsprognose, in der, die Lesung ist unsicher, auch *mt*-„Gefäße“ der Brust genannt zu sein scheinen).

[8] Wundenbuch Fall 32.

[9] Das Wort *šnb·t* wird in späten Texten auf Grund einer Bedeutungsübertragung oder -verengung, die uns nicht erklärlich ist, auch wie eine Bezeichnung für die trinkende Kehle, die Gurgel, verwendet. Die von B. Ebbell vorgeschlagene Bedeutung von *šnb·t* in der Medizin als „Halsgrubengegend“ stimmt nicht zum Gebrauch des Wortes in älterer Zeit (vgl. Ebbell in Acta Orientalia XV 297).

betend zuwendet; auf der die Szepter und Herrschaftszeichen haltenden Fäuste der mit eingewickelten Armen dargestellten Mumienfigur sich berühren[1]). Und die Bedeutung „Brust" paßt auch für die nicht sehr zahlreichen Stellen, an denen von Erkrankungen der *šnb·t* gehandelt wird[2]).

Der Brustabschnitt mit den Brustwarzen heißt *mnḏ*, zumeist am Körper des Weibes, aber auch an dem des Mannes, beziehungsweise allgemein. Hinter der linken *mnḏ*-„Brust" befindet sich das Herz[3]). Der Magenkranke leidet auch „an seinen Armen und an der *mnḏ*-Brust"[4]). Das längere Gefäßbuch kennt zwei Gefäße für die *mnḏ*-Brust[5]): „es sind zwei *mt* (im Körper) in dem *štjw* der *mnḏ*-Brust; sie sind es, welche Erhitzungen im After bewirken". Viel häufiger ist die Brust der Frau gemeint, und dabei auch im Dual, die beiden *mnḏ*-„Brüste", die bei Göttinnen, welche den toten König säugen, gern als „lang herabhängend" beschrieben werden[6]). In den *mnḏ*-Brüsten befindet sich die Milch[7]).

Die weibliche Brust hat einen *tp*-„Kopf", an dem das Kind saugt[8]), welchen die Frau als Trauergeste faßt[9]); mit dieser „Brustspitze" wird ein ihr ähnliches Geschwür verglichen[10]). Für die „Brustwarzen" besitzt die Sprache auch ein besonderes Wort *bn·tj*, das zumeist mit Bezug auf die aus den *bn·tj* kommende Milch erwähnt wird; in der Medizin einmal auch als Sitz einer Erkrankung[11]).

---

[1]) Mar. Dendera IV 36,32.

[2]) Eb. Nr. 183 (35, 14); 185 = 35, 18 (neben *smꜣ*-„Lunge"); 186 (35, 21); 187 (36, 2); Hearst 2, 16.

[3]) Eb. 101, 12 und 18.

[4]) Eb. Nr. 194 (38, 10).

[5]) Eb. 103, 3. Die Stelle ist schwierig wegen des in Verbindung mit den *mt* erwähnten Wortes *štjw*, das auch in Verbindung mit *mn·t*-„Schenkel" genannt wird; siehe bei „Bein".

[6]) Pyr. 729; 1118; 1344; 1566; 2003; 2171.

[7]) Z. B. Pyr. 734.

[8]) Pyr. 32.

[9]) Pyr. 1282.

[10]) Eb. Nr. 859 (104, 16).

[11]) Eb. Nr. 877 (110, 4).

VI. Bauch und Unterleib

Über die untere Partie des Rumpfes wissen wir, abgesehen von den Eingeweiden und den Genitalien, sehr viel weniger als über den Oberkörper. Für den Unterleib fehlen uns Angaben wie sie das Wundenbuch über Kopf, Schultergürtel, Rücken und Brustkorb so verhältnismäßig reich enthält. fast völlig. Und es ist müßig, darüber zu klagen, daß der Abschreiber jenes Buches im Papyrus Edwin Smith seine Arbeit abgebrochen hat. Ob allerdings, falls das Wundenbuch so weit gegangen wäre, seine Beschreibungen der unteren Wirbelsäule und des Beckens sehr eingehende gewesen sein könnten, darf man in Frage stellen. Am Kopf und Oberkörper lag alles viel besser zutage als im Becken, war es oft schon äußerlich zu erkennen.

Der „Bauch" heißt *ẖ·t*[1]). Das Wort wird zumeist ganz allgemein gebraucht mit allerlei Angaben über Zustände des Bauches wie „steif sein"[2]), „kühl sein"[3]), unnatürliche „Hitze"[4]) und anderes mehr. Da „der Hunger im Bauch"[5]) lokalisiert ist (weil der Magen sich in ihm befindet), kann der Bauch krankhaft „belastet" sein[6]). Weil der Darm im Bauch und der After an ihm sind, wird „Bauch" oft für die Eingeweide im Bauch verwendet in verschiedenen Ausdrücken für „Entleeren des Bauches"[7]). Im Bauch entsteht das Kind, und so erhält der Bauch vielfach geradezu die Bedeutung von Mutterleib, aus dem das Kind, den Leib spaltend[8]), hervorkommt. Am Bauch hängen die Zeugungsorgane des Vaters: darauf wird die ständige Bezeichnung des leiblichen und dann auch des ehelichen Sohnes gehen „Sohn seines [= des Vaters]Bauches"[9]). Der Bauch ist die Unterseite des Körpers, auf die man sich legt. Und was dergleichen mehr ist. Anatomisch gesehen sind alle solche Aussagen unbrauchbar, nur daß sie insgesamt den *ẖ·t*-„Bauch" als solchen bestimmen. Und die Angabe des einen Gefäßbuches,

---

1) Über die Gestalt des Schriftzeichens habe ich oben auf S. 15 gesprochen.

2) Eb. Nr. 102 (25, 3) = Nr. 296 (*nḫt*).

3) Eb. Nr. 189 = 37, 3 (*ḳbḥ*).

4) Eb. Nr. 188 = 36,8 (*tꜣw*); Eb. Nr. 833 = 97,3 (*ẖr śd·t*).

5) Pyr. 552 (daneben „Durst in den Lippen").

6) Pap. med. Berlin 3038, 13, 11.

7) Oft im Ebers.

8) *wp ẖ·t*; vgl. unten S. 89.

9) So erkläre ich mir den Ausdruck *sꜣ n ẖ·t·f*.

nach der „das *šsp*-,Empfänger'-Gefäß dem gesamten Bauch Wasser gibt"[1]), besagt nicht viel.

Als Teil des Bauches wird ein „Unteres des Bauches" (*ẖrj n ẖ·t*)[2]) unterschieden, eine unbestimmbare Region, die ziemlich tief unten liegen muß, da sie zur Erleichterung des Geburtsvorganges ärztlich behandelt wird[3]). Weiter wird der „Scheitel (*wp·t*) des Bauches" genannt als Sitz einer Geschwulst. Dieses *wp·t* hat B. Ebbell nach der Gestalt des Schriftzeichens *wp* (Rindergehörn, von vorn gesehen, mit den nach beiden Seiten geschwungen ausladenden Hörnern, die da, wo sie unten aneinanderstoßen, in der Hieroglyphe noch einen kurzen senkrechten Strich nach unten zeigen) für den „mons veneris mit Inguinalfalten an beiden Seiten" erklärt. Das konnte er aber nur, indem er die weitere Angabe „Scheitel (*wp·t*) des Bauches oberhalb des Nabels" umdeutete, die Bedeutung „Nabel" des Wortes *ẖpꜣ*, die zu den völlig eindeutigen Bezeichnungen eines Körperteils gehört, verwarf, und dafür eine neue Bedeutung „Schamgegend, pudenda" erfand[4]).

Am Bauch befindet sich der „Nabel" *ẖpꜣ*, der als „Nabelschnur" nach vollendeter Geburt abgeschnitten wird[5]). Es bestand die seltsame Vorstellung, daß „alle Bitternis des Herzens in das linke Auge eintritt und aus dem Nabel herausgeht"[6]). — „Vorn im Bauch ist die Harnblase" (*šptj·t ḫnt m ẖ·t*)[7]).

Die „Seiten" des Rumpfes, die Flanken, heißen *šw·tj*. Da sie infolge einer Verletzung der Rippen schmerzen und darum im Wundenbuch erwähnt sind, werden sie dort, weil offenbar der Erklärung bedürftig, in einer Glosse bestimmt: „die beiden *šw·t*-Seiten, das sind die beiden *dp·tj*"[8]). Diese *dp·t* glauben wir als „Lenden", „Flanken" bestimmen zu können; sie reichen nach hinten bis an den Rücken[9]). Von den *šw·tj* erfahren wir nur, daß sie schmerzen oder anschwellen, und daß „die linke *šw·t*-Seite" mit einem krankhaften Zustand des Herzens in Zusammenhang gebracht wird[10]).

Hinterbacken, After, Damm und ihnen benachbarte Körperteile und Organe werden besser späterhin in einer besonderen Gruppe besprochen.

---

[1]) Eb. 99, 20 (mit glücklicher Konjektur von H. O. Lange des in der Handschrift stehenden Zeichens für das Auge in das des Bauches).

[2]) Eb. Nr. 865 (106, 13); Nr. 175ff. (35, 4); Pap. med. Berlin 3038, 5, 7. — Vgl. auch Pyr. 357.

[3]) Eb. Nr. 800 (94, 15).

[4]) B. Ebbell in Acta Orientalia XV 297. Obwohl Gardiner die Bedeutung von *ẖpꜣ* = Nabel erneut nachgewiesen hatte (Ztschr. f. ägypt. Sprache Bd. 66, 1931, 71), hat Ebbell seine verkehrte Deutung in seine 1937 erschienene Übersetzung des Ebers aufgenommen. — Es ist fast peinlich, solche Verirrungen erwähnen zu müssen. Aber geschieht es nicht, so glauben am Ende die Mediziner dem Mediziner mehr als dem Ägyptologen.

[5]) Westcar 10, 11.

[6]) Eb. 100, 18.

[7]) Eb. Nr. 864 (106, 11).

[8]) Wundenbuch Fall 43.

[9]) Vgl. Gardiner, Onomastica II 243.

[10]) Eb. 101, 14.

VII. Organe in Brust und Bauch

Von den Organen im Leibesinnern kennen wir, das heißt können wir als den Ägyptern bekannt gewesen, feststellen: Herz, Magen, Lunge, Leber, Galle, Milz, Darm, Harnblase, Gebärmutter. Es fehlt die Niere[1]; jedenfalls haben wir in den medizinischen Texten kein Wort[2], das sich mit einiger Sicherheit für die Bezeichnung der Niere in Anspruch nehmen ließe. Die Vermutung[3], daß *dp·tj* (ein Dual, den man für das doppelt vorhandene Organ erwarten muß) die Nieren bezeichnet, scheint irrig zu sein. Die Bedeutung „Lenden, Hüften" wird eher das Richtige treffen.

Anatomisch und in der ärztlichen Praxis hat jedes der oben aufgeführten Organe seine ihm eigene Bedeutung gehabt und seine sonderliche Behandlung erfahren. Bei der Mumienbereitung aber sind nur die großen Eingeweide wie Herz, Magen, Lunge, Leber für sich in Kanopen beigesetzt worden. Die kleinen Eingeweide wurden zusammen präpariert[4].

A. Herz und Magen

Es ist leider nur zu sehr ägyptisch, wenn diese beiden Organe hier zusammen besprochen werden. Sie bieten sprachlich und sachlich große Schwierigkeiten, deren sich nur bedingt Herr werden läßt.

Das Ägyptische besitzt zwei sehr alte Wörter für „Herz", *ἰb* und *ḥꜣ·tj*. Das Wort *ἰb* ist urverwandt mit dem Semitischen, ist im Koptischen nicht mehr vorhanden, in welchem es, und dieser Vorgang hat im Spätägyptischen

---

[1] Diodor berichtet (I 91), daß alle Eingeweide bei der Mumisierung aus dem Körper genommen wurden außer Herz und Nieren. Vgl. dazu Sethe, Zur Geschichte der Einbalsamierung usw. (Sitz.-Berichte Berliner Akad. d. Wiss. 1934, Phil.-Hist. Klasse, S. 236). — Ob ein Wort *gg·t* die „Niere" bezeichnet, ist unsicher; vgl. aber Gardiner, Onomastica II 246 und 254.

[2] Den neuägyptischen Vorgänger des koptischen Wortes für die „Niere" kann Gardiner einmal als *gr·tj* nachweisen (Onomastica II 244, Note).

[3] Im Ägypt. Wörterbuch zu *dp·t* geäußert (Bd. 5, 445).

[4] Darüber Sethe, „Einbalsamierung" usw. S. 235ff. und Gardiner, Onomastica II 428.

begonnen, durch das Wort *ḥꜣ·tj* verdrängt und ersetzt ist[1]). Beide Wörter bezeichnen den Körperteil und beide werden auch für das Herz als Sitz des Denkens, Fühlens, Wollens usw. verwendet. Das Wort *ib* ist zudem in dem Ausdruck für den „Magen" enthalten, in *rꜣ-ib* (auch gelegentlich *rꜣ n ib*[2])) „Öffnung [eigtl. „Mund"] des *ib*-Herzens".

Das ist das sprachliche Problem. Das sachliche besteht darin, daß der Ägypter offenbar Herz und Magen nicht klar unterschieden hat, von ihren physiologischen Funktionen und von ihrem Verhältnis zueinander, das er sich als ein enges dachte, keine richtigen Vorstellungen hatte. Denn es gibt Stellen in medizinischen Texten, in denen auch *ib*-„Herz" verwendet wird, wie *rꜣ-ib*-„Magen" (vgl. Seite 70). Das hat B. Ebbell veranlaßt, die Bedeutung „Herz" für *ib* überhaupt zu leugnen und vielmehr *ib* für „Magen, ventriculus" zu erklären, und *rꜣ-ib* für den „Magenmund, cardia". Diese Umdeutungen sind in keiner Weise haltbar. Sie sind aber in die Übersetzung des Pap. Ebers durch Ebbell aufgenommen worden, die dadurch an nicht wenigen Stellen ein ganz verschobenes Bild dessen bietet, was die Texte enthalten[3]).

Was *ib*-„Herz" etymologisch bedeutet, können wir nicht feststellen. Das Wort *ḥꜣ·tj* bezeichnet das Organ augenscheinlich als das „vorn" im Körper befindliche. Beide Wörter kommen auch nebeneinander vor, nicht nur in parallelen Wendungen, um „Herz" zweimal verschieden bezeichnen zu können, sondern auch wie zwei Namen für verschiedene Organe[4]). Und schließlich kann die häufige Kurzschreibung des Wortes *ib* nur mit dem Hieroglyphenbild des Herzens (etwa eines Rindes) auch als Abkürzung des Wortes *ḥꜣ·tj* verwendet sein[5]).

Dies Hieroglyphenbild stellt sich als ein kleines Oval dar (etwa wie ein auf der Spitze stehendes Ei gestaltet), das oben und an den oberen Kurven rechts und links kurze Stümpfe abgeschnittener Adern zu zeigen scheint und auch auf der Innenfläche durch Bogenlinien solche Abschnitte andeutet. Dasselbe Bild wird, mit oben ansetzender Luftröhre (aber ohne die Adernstümpfe) zur Schreibung des Wortstammes *nfr* „gut" verwendet; wir

---

1) Vgl. Bilinguer Pap. Rhind I 1, 7 hieratisch *ib*, demotisch *ḥꜣ·tj*.

2) Lehre des Cheti (sogen. Duauf) nach Sall. II, 7, 3.

3) Acta Orientalia XV 293ff.; zum ganzen Fragenkomplex vgl. die guten Ausführungen Gardiners in seinen Onomastica II 250ff. — Ebbell beruft sich unter anderem auf Alexander von Tralles, aus dem G. Ebers in seiner unvollendet gebliebenen Schrift: Die Körperteile, ihre Bedeutung und Namen im Altägyptischen, München 1897 (die Arbeit bietet für meine Untersuchung kaum etwas) auf S. 19 die merkwürdige Stelle anführt: *τὸ στόμα τῆς γαστρὸς ὃ δὴ καὶ στόμαχον οἱ δὲ καρδίαν τῶν παλαιῶν ὠνόμασαν.*

4) So stehen in einigen Listen der Körperteile (die sonst in der Regel nur *ḥꜣ·tj* nennen) *ib* und *ḥꜣ·tj* nacheinander. Andere Fälle der Nennung beider Wörter weiterhin im Text.

5) Unter anderem sicher im Denkmal Memphitischer Theologie. Aber auch sonst und vielleicht öfter, als wir erkennen können.

wissen nicht, worauf die Schreibung beruht. Neben diesem Zeichen für das Herz allein gibt es in späterer Zeit auch eins, welches das Herz mit den beiden Lungenflügeln abbildet, die als einfache Umrißlinien die Herzhieroglyphe oben an den Seiten umfassen.

Im folgenden beschränke ich mich bei beiden Wörtern für „Herz" im wesentlichen auf solche Stellen, welche das Organ in seinem eigentlichen Sinn als Körperteil meinen. Gegenüber diesem Gebrauch überwiegt sowohl bei *ḥ3·tj* als ganz besonders bei *ib* der übertragene, bildliche, sei es als Mittelpunkt, Zentrum, sei es als Sitz des Denkens, der Gemütsbewegungen und so fort[1]). Das Herz ist für den Ägypter das Zentralorgan, das den Mittelpunkt des Gefäßsystems bildet, mag dieses nun vorgestellt gewesen sein wie immer. Das Herz ist auch das einzige Organ, das im Körper ein selbständiges Leben hat; denn es „spricht" in den Gefäßen durch den Pulsschlag. So wird es gekommen sein, daß es auch als Sitz des Denkens usw. angesehen wurde. Und diese sozusagen psychologische Bedeutung des Herzens läßt sich von seiner physiologischen nicht immer klar scheiden, auch nicht in der Medizin.

Im Verlauf der Darstellung ist schon mehrmals auf die beiden Abhandlungen Bezug genommen worden, die uns am Schluß des Papyrus Ebers über das *ḥ3·tj*-„Herz" und über das System der *mt*-Gefäße erhalten sind, deren eine, die zweite kürzere des Ebers, auch im Berliner medizinischen Papyrus steht. Der Titel dieser Schrift lautet: „Das Buch für das Vertreiben der *wḫd·w*-Entzündungs-Schmerzen in allen Körperteilen" und behandelt zweiundzwanzig *mt*-Gefäße, die zum *ḥ3·tj*-Herzen und zu allen Körperteilen (*ʿ·t nb·t*) führen[2]). Der Titel der ersten, nur im Ebers erhaltenen Abhandlung aber lautet so: „Geheimnis des Arztes, das Wissen vom Gehen des *ḥ3·tj*-Herzens (und ?) das Wissen vom *ḥ3·tj*-Herzen"[3]).

Der Unterschied zwischen den beiden Schriften ist hinsichtlich der Auswahl der in ihnen erwähnten Gefäße und der Reihenfolge ein ziemlich großer, der sich wohl aus zwei voneinander abweichenden Theorien erklärt. Die zweite kürzere Schrift führt auf: *mt*-Gefäße der Brust, der Beine, des Nackens, der Arme, des Hinterkopfes, der Stirn, des Auges, der Augenbraue, der Nase und der Ohren. Die erste längere Liste gibt *mt*-„Gefäße" an für: Nasenmuscheln, Schläfe, Kopf (im allgemeinen), Ohr, Arme, Beine, Hoden, Hinterbacken, Leber, Lunge, Milz, Blase und After. Beiden Aufzählungen gemeinsam sind demnach nur Gefäße der Beine, der Arme, der Nase und des Ohrs. Die eine geht ziemlich ausführlich auf den Kopf und seine Teile ein, die andere besonders auf die Organe des Rumpfes. Und auch in den Zahlen der

[1]) Dafür verweise ich auf meine „Bildlichen Ausdrücke des Ägyptischen", S. 123f. sowie auf A. Piankoff, Le coeur dans les textes égyptiens.

[2]) Für die Reihenfolge der Gefäße in beiden Aufzählungen vgl. das Anschließende.

[3]) Wenn ich recht urteile, faßt dieser Titel die beiden uneinheitlichen Bestandteile des Ganzen in der Weise zusammen, daß „das Gehen des Herzens" das Gefäßsystem meint, „das Wissen vom Herzen" sich auf die Glossensammlung bezieht. Vgl. dazu das weiter im Text Dargelegte.

jeweils genannten Körperteile weichen beide Schriften voneinander ab; für das einzelne vergleiche den Exkurs auf Seite 72.

Die erste längere Schrift ist nicht einheitlich wie die kürzere zweite, sondern enthält mindestens zwei Abhandlungen, die dem Abschreiber durcheinandergeraten sind. Erstlich nämlich eine Aufzählung von insgesamt sechsundvierzig *mt*-Gefäßen, ganz nach Art der Zusammenstellung der zweiundzwanzig Gefäße der zweiten Abhandlung. Und außerdem eine Sammlung von Glossen (ähnlich denen des Wundenbuches), die eine Anzahl von Ausdrücken erklären sollen, welche krankhafte Zustände des Herzens betreffen. Diese Glossensammlung ist mit ihrem ersten Teil in das Buch über das Gefäßsystem eingeschoben worden, ihr Rest steht am Ende dieses Buches[1]). Ob diese Schrift über die Gefäße vollständig erhalten ist, läßt sich nicht ersehen, da sie nicht, wie es in der zweiten geschieht, die Gesamtzahl der Gefäße angibt. Die Glossensammlung dürfte schwerlich vollständig sein; der Text, auf dessen Ausdrücke sie Bezug nimmt, ist nicht vorhanden[2]), sondern eben nur der Glossenteil, der jedenfalls zu dem Buch über die Gefäße, in das er eingeschoben ist, keine unmittelbare Verbindung hat.

Mit diesen Erklärungen steht es nun hinsichtlich der Verwendung der beiden Wörter *ḥꜣ·tj* und *ỉb* eigenartig. Ein Teil der zu deutenden Ausdrücke ist mit *ỉb* gebildet, die durch andere mit *ḥꜣ·tj* erklärt werden, wie zum Beispiel der Ausdruck *ʿmd ỉb* „das *ỉb*-Herz ist matt“ durch „das *ḥꜣ·tj*-Herz spricht nicht“[3]). Daneben gibt es andere, in denen einem mit *ỉb* gebildeten Ausdruck auch in der Erklärung einer mit *ỉb* entspricht[4]). Und auch das findet sich, daß der zu erklärende Ausdruck *ḥꜣ·tj* enthält, den ein ebenfalls *ḥꜣ·tj* enthaltender deuten soll[5]).

Lassen Glossen dieser Art an einen Wechsel zweier an sich gleiches bedeutender Wörter für Herz denken, etwa in älteren und in jüngeren, verständlicheren Wendungen, so führen daneben aber einige Stellen darauf, daß beide Wörter sich unterschieden haben müssen. In einer Glosse[6]), die den Ausdruck *dḥr·t nb·t* „alle Bitternis (des Herzens)“ erklären soll, kommt eine Verbindung *nḏḥḏḥ ḥꜣ·tj* vor, die wir nicht übersetzen können. Dieser Glosse folgt eine neue, welche offenbar dieselbe Verbindung behandelt, die nun aber *nḏḥḏḥ ỉb* lautet, also mit dem anderen Wort für Herz, und die erklärt wird: „das ist *ḥtꜣ ỉb* im *ḥꜣ·tj*, nach anderer Meinung: das ist *ḥꜣḥꜣ ỉb* im *ḥꜣ·tj*“[7]). Wir kennen die Wörter *nḏḥḏḥ*, *ḥtꜣ* und *ḥꜣḥꜣ* sonst nicht und

[1]) Dazu H. Schäfer in seiner Dissertation: Commentationes de Papyro medicinali Lipsiensi, 1892, und in Ztschr. f. ägypt. Sprache Bd. 30, 1892, 35ff. und 107ff.

[2]) Jedenfalls nicht als Ganzes, wohl aber, wie ich an anderer Stelle hoffe zeigen zu können, in einzelnen Spuren in der Glossensammlung selbst.

[3]) Eb. 100, 14.

[4]) Eb. 101, 9 und 14 und noch sonst.

[5]) Eb. 102, 6 und sonst ebenda.

[6]) Eb. 100, 18.

[7]) Eb. 101, 2—3.

vermögen nur anzugeben, daß es sich bei ihnen um krankhafte Zustände des Herzens handelt. Gleichwohl zeigen die Stellen doch anscheinend eine Verschiedenheit der Bedeutungen von *ib* und *ḥ3·tj*. Ähnliches findet sich auch noch sonst gelegentlich wie in einer Rezeptüberschrift[1]: (Rezept) „für das Beseitigen der *ʿ3ʿ*-Krankheit auf (*ḥr*) dem *ḥ3·tj*-Herzen, das Beseitigen von Vergeßlichkeit (*mh·t ib*), Gedankenflucht (*wʿr ib*), Gewissensbissen (*dmw·t ib*, eigtl. „Herzstiche)"[2]).

Wäre *ib* das Herz nur als das geistige Zentralorgan, *ḥ3·tj* das Herz nur als das körperliche gebräuchlich, so läge alles einfach und klar. Aber, wie schon gesagt, sowohl *ib* wie *ḥ3·tj* bedeuten sowohl das eine wie das andere.

Das Herz als Zentrum des Gefäßsystems heißt stets *ḥ3·tj* bis auf eine Stelle[3]), die anscheinend *ib* gebraucht[4]). Ebenso aber ist *ḥ3·tj* im Text vom Herzen und von der Zunge die Bezeichnung für das geistige Zentrum, das „jede Erkenntnis hervorkommen läßt". Obwohl sie nicht eigentlich zu unserem Thema gehört, möchte ich diese sehr bemerkenswerte Naturlehre von Herz und Zunge hier doch in ihrem wesentlichen Stück mitteilen[5]): „Es ist so, daß Herz und Zunge über alle Glieder Macht haben, auf Grund der Lehre, daß das Herz in jedem Leibe ist und die Zunge in jedem Munde ist von allen Göttern, Menschen, Tieren. Indem das Herz denkt alles, was es will, und die Zunge befiehlt alles, was sie will. Das Sehen der Augen, das Hören der Ohren, das Luftatmen der Nase, sie bringen dem Herzen Meldung. Das Herz ist es, das jede Erkenntnis hervorkommen läßt und die Zunge ist es, die wiederholt, was vom Herzen gedacht wird. Und so werden alle Arbeiten verrichtet und alle Handwerke, das Schaffen der Hände, das Gehen der Füße, die Bewegung aller Glieder nach diesem Befehl (des Herzens)". — Der Text ist von sehr hohem Alter.

Die normale Lage des *ḥ3·tj*-„Herzens" ist die *ḥr mk·t·f* „auf seiner (richtigen) Stelle"[6]) oder auch *ḥr ś·t·f* „auf seinem (richtigen) Platz"[7]). Denn, wie

---

[1]) Eb. Nr. 227 (45, 7).

[2]) Ich bin mir der Keckheit meiner Übersetzung bewußt; sie soll auch nur andeuten, um was es sich handeln könnte.

[3]) Eb. 99, 3.

[4]) Möglicherweise als Kurzschreibung von *ḥ3·tj*. — Bei der verhältnismäßig sehr seltenen phonetischen Schreibung von *ib*, das in den allermeisten Fällen nur mit dem Bildzeichen des Herzens geschrieben wird, besteht natürlich oft die Möglichkeit einer abgekürzten Wiedergabe von *ḥ3·tj*. Aber lassen wir uns darauf ein, so verlieren wir den Boden unter den Füßen.

[5]) Ich folge der Übersetzung von H. Junker in seiner oben S. 41, 5 genannten Abhandlung.

[6]) Eb. 101, 13; und sonst. Bei solchen Angaben etwa an das Zwerchfell zu denken oder überhaupt an etwas Organisches, wäre gewiß nicht richtig. Siehe dazu auch das im Text folgende. — Ob ein einmal in einer Liste der Körperteile (Zaub. f. M. u. K. 4, 5) zwischen Brust und Bauch genannter Körperteil *ntnt* das „Zwerchfell" bezeichnet, stehe dahin. Vgl. Ebbell, Acta Orientalia XV 304 und Lefebvre § 29.

[7]) Eb. 101, 16; und sonst. — Bei der Tötung des Götterfeindes Apophis „wird sein *ḥ3·tj*-Herz von seinem Platz genommen" (Apoph. Buch 27, 18).

die Erklärung des Ausdrucks „das *ḥ3·tj*-Herz auf seinem (richtigen) Platz" aussagt, „befindet sich die Fettmasse (*? ʿḏ·t*) des *ḥ3·tj*-Herzens in der linken Seite. Es (das Herz) kann nicht nach oben emporsteigen, es kann nicht nach unten herabsteigen, wegen der Tatsache, daß es an seinem Platz bleibt"[1]). Im Gegensatz hierzu ist ein krankhafter Zustand „das sich Entfernen (*rwj·t*) des *ḥ3·tj*-Herzens", welches die Glosse so kennzeichnet: „entfernt es sich von der linken Brust, so streckt es sich fort von seiner (richtigen) Stelle, so entfernt es sich von seinem Platz"[2]).

Man muß sich gegenwärtig halten, daß diese Angaben in einer medizinischen Abhandlung gemacht werden, nicht etwa in einem Text, der sich poetisch in bildlichen Ausdrücken über Zustände des ruhig klopfenden und des unruhigen Herzens ergeht. So eng berühren sich die, sozusagen, sachlichen und die dichterischen Aussagen über das Herz. Wie sich der ägyptische Arzt die oben beschriebenen Bewegungen des Organs gedacht hat, können wir nicht erkennen, auch nicht wissen, wie er sich die normale Ruhelage des Herzens vorgestellt hat, wie wir überhaupt über die Befestigung der inneren Organe nichts erfahren.

Die obigen Stellen aus dem Buch vom Herzen im Ebers zeigen, daß es sich nicht um bloße bildliche Wendungen handelt, wenn wir lesen, daß die Finger sich verwirren und die Spielsteine nicht mehr richtig stellen können, sobald das *ḥ3·tj*-Herz des Spielers sich von seinem Platz entfernt[3]), oder daß die Sinne sich verwirren, wenn das *ḥ3·tj*-Herz nicht im Bauch ist[4]), oder daß das *ḥ3·tj*-Herz vor Freude hüpft[5]). Ist es nur ein poetisches Bild, wenn der vom König als Löwengreif niedergetretene Feind dem Sieger sein Herz mit der Hand entgegenstreckt?[6]) Wir lesen in einem Zaubertext, daß die Götter zu dem getöteten Krankheitsdämon sagen: „du bist tot!" und die Göttinnen: „dein *ḥ3·tj*-Herz ist herausgegangen!"[7]) Ist es eine nur volkstümliche Vorstellung, wenn im Märchen erzählt wird, daß das aus dem Körper entfernte *ḥ3·tj*-Herz, das völlig eingetrocknet ist, nachdem es sich in einem Krug Wassers voll Feuchtigkeit gesogen hat, durch Verschlucktwerden wieder in den Körper gelangt und diesen neu belebt, „indem das *ḥ3·tj*-Herz an seinem Platz steht?"[8]). Ich meine nicht, daß die ägyptischen Ärzte an eine solche Wiederbelebung (als Ärzte, nicht als fromme Ägypter) glaubten. Aber diese Erzählung steht mit den medizinischen Vorstellungen vom sich Entfernen von seinem Platz doch irgendwie in Verbindung.

[1]) Eb. 101, 15.
[2]) Eb. 101, 12 und 18.
[3]) Brettspielpapyrus 5; ähnlich Anastasi IV 5, 2.
[4]) Sinuhe 255.
[5]) Urk. IV 19.
[6]) Grabdenkmal des Sahure Taf. 8.
[7]) Pap. Leiden 343 Vs. 5, 11.
[8]) D'Orbiney 14, 2ff.

Das *ḥꜣ·tj*-„Herz", an dem ein einzelnes *mt*-Gefäß ist, das „Empfänger" (*šsp·w*) heißt, welches „dem *ḥꜣ·tj*-Herzen Wasser gibt, nach anderer Meinung: dem gesamten Bauch"[1]), ist das Zentrum des Gefäßsystems: „es sind *mt*-Gefäße in (an) ihm für jeden Körperteil" und „gibt der Arzt seine Hände und Finger auf den *tp*-Kopf, auf den *mkḥꜣ*-Hinterkopf, auf die Hände, auf den Platz des Herzens [*ib* statt *ḥꜣ·tj*], auf die Unterarme, auf die Beine, so mißt er das *ḥꜣ·tj*-Herz; denn dessen *mt*-Gefäße (führen) zu jedem Körperteil: es ist der Fall, daß es spricht vorn in den *mt*-Gefäßen jedes Körperteils"[2]). Ein matter Puls, ein „Nichtsprechen des *ḥꜣ·tj*-Herzens" ist die Folge davon, daß „die *mt*-Gefäße der Öffnung des *ḥꜣ·tj*-Herzens stumm sind, so daß der Arzt ihrer nicht kundig wird unter seinen Händen; das geschieht wegen der Luft, von der sie voll sind"[3]). Eine Überfülle von Blut im *ḥꜣ·tj*-Herzen scheint einen krankhaften Zustand zu bewirken[4]), und es ist auch nicht gut, wenn Blut der *smꜣ*-Lunge im *ḥꜣ·tj*-Herzen ist[5]).

Die Rezepte für Erkrankungen des Herzens nennen dieses zumeist *ḥꜣ·tj*[6]), aber auch *ib*[7]). Auch das *ib*-„Herz bleibt an seinem Standort"[8]) und hat im Körper „seinen Platz"[9]). Auch das *ib*-Herz „klopft", wenn auch anscheinend nur als Zeichen eines krankhaften Zustandes: die dafür verwendeten Verben *ʿʿw* und *dbdb* sind vom Bilde des sprechenden Mannes begleitet, sind also Verben für „sich äußern" (die genauen Bedeutungen kennen wir nicht) ganz so wie das „sprechen" des *ḥꜣ·tj*-Herzens an den Pulsstellen. So in der Anweisung für den Arzt: „wenn du einen Patienten mit *šnʿ*-Hemmung seines *rꜣ-ib*-Magens untersuchst, indem sein *ib*-Herz nur mühsam (*ḳšn*) *ʿʿw*-spricht"[10]) und so auch in einem anderen Fall von *šnʿ*-„Hemmung", „indem sein *ib*-Herz *ʿʿw*-spricht, indem sein Gesicht blaß ist, indem sein *ib*-Herz *dbdb*-spricht"[11]).

Zu diesen gegenüber *ḥꜣ·tj* sehr viel selteneren Erwähnungen von *ib* als Organ, als Bezeichnung des menschlichen Herzens[12]), kommen nun aber auch Stellen aus medizinischen und aus anderen Texten, die das *ib*-Organ

---

[1]) Eb. 99, 19; damit ist schwerlich die Aorta oder die große Hohlvene oder überhaupt ein bestimmtes großes Herzgefäß gemeint.

[2]) Eb. 99, 2ff.; für das Fühlen des Pulses vgl. auch Pap. med. Berlin 3038, Nr. 197.

[3]) Eb. 100, 14.

[4]) Eb. 102, 8.

[5]) Eb. 101, 5.

[6]) Eb. Nr. 219 = 44, 9 (vgl. dazu Eb. 101, 7 und 102, 7); Eb. Nr. 221; 227; 233; 235; und sonst.

[7]) Eb. Nr. 217 (44, 5); Pap. med. Berlin 3038 Nr. 77; vgl. auch Eb. Nr. 207 (42, 9).

[8]) Totenbuch Spruch 182, 18.

[9]) Theban. Grab des Zai (unpubl. ⟨1428⟩).

[10]) Eb. Nr. 206 (41, 21).

[11]) Eb. Nr. 207 (42, 9).

[12]) Die Nennung des *ib*-Herzens bei der Wägung des Herzens vor dem Totenrichter im Jenseits (Totb. Spruch 125) und anderes Dazugehöriges lasse ich beiseite

(um mich vorsichtig auszudrücken) in sehr merkwürdiger Weise als eines nennen, das Speise aufnehmen kann oder doch durch Nahrung beeinflußt wird, Stellen, die ich so von *ḥꜣ·tj* nicht kenne. Am deutlichsten ist die Sammelüberschrift einer Reihe von „Rezepten für das Veranlassen, daß das *ib* Brot empfängt“[1]), anscheinend Trankmittel, die wohl den Appetit anregen sollen. In einer der Diagnosen über Krankheiten des *rꜣ-ib*-„Magens“ werden als Symptome genannt „sein Bauch ist zu eng für Brot, sein *ib* ist beladen (*dnś*)“[2]), und in einer anderen heißt es, daß das angegebene Mittel eingenommen werden soll „um den Durst zu beseitigen, um den *nḥꜣ·t*-Zustand des *ib* zu vertreiben“[3]). Dazu paßt vielleicht, daß auf einer Kalksteinstele aus dem neuen Reich Osiris und Isis gebeten werden „dem Verstorbenen Brot für seinen Bauch, Wasser für sein *ib* zu geben“[4]). Und in einem Weisheitsbuch steht als Sentenz „ein Napf Wassers löscht den Durst, ein Mundvoll Gemüse macht das *ib* fest (*śmn*)“[5]).

Wie immer man auch diese oder jene der angeführten Stellen, die sich vermehren ließen, beurteilen mag: soviel ist wohl sicher, daß der Ägypter zwischen dem *ib*-„Herzen“ und dem Magen, den er *rꜣ-(n-) ib* „Öffnung (eigtl. ‚Mund‘) des Herzens“ nannte, Beziehungen annahm, wenn wir solche auch weder verstehen noch genauer bestimmen können. Eine Medizin, die an eine organische Verbindung zwischen Ohr und Auge glaubt, kann mit demselben (Un-)recht auch an eine zwischen Herz und Magen glauben, zumal die Beförderung des Kots zum After ja durch *mt*-Gefäße erfolgt, die vom *ḥꜣ·tj*-„Herzen“ ausgehen[6]). Wie der Kot entsteht, also über den Vorgang der Verdauung, konnten die Ägypter kaum etwas wissen.

Das Wort *rꜣ-ib* „Magen“, an dessen Bedeutung außer B. Ebbell niemand zweifelt[7]), da die Symptome bei den Erkrankungen dieses Organs nur zu deutlich erkennen lassen, daß es sich bei ihm eben um den Magen handelt, kommt außerhalb der Medizin meines Wissens nur noch an einer Stelle in einem neuägyptischen Schultext vor, der vom Glück des Schreibers, des Beamten, und vom Leiden des Handarbeiters handelt: „der Weber hat es schlimmer als ein Weib (beim Gebären). Seine Oberschenkel sind gegen seinen *rꜣ-ib*-Magen (gedrückt); er kann keine Luft schnaufen“[8]). Sonst ist das Wort nur im medizinischen Schrifttum belegt: im Buch der Diagnosen

[1]) Eb. Nr. 284—293 und auch Hearst Nr. 50. — Die Überschrift ist im Ebers nur einmal voll ausgeschrieben; die folgenden Rezepte sind nur als „andere“ bezeichnet. Gleichwohl darf man sich nicht dadurch helfen wollen, das *ib* als Irrtum für *rꜣ-ib* infolge Weglassung von *rꜣ* anzusehen.

[2]) Eb. Nr. 205 (41, 14).

[3]) Eb. Nr. 197 (39, 12).

[4]) Kairo W. B. Nr. 145 ⟨359⟩.

[5]) Lehre des Kagemni (Prisse 1, 5); vgl. auch Totenbuch Spruch 172, 35.

[6]) Eb. 100, 11—14; 100, 18.

[7]) Vgl. auch Gardiners Ausführungen in seinen Onomastica II 250.

[8]) Lehre des Cheti ed. Brunner S. 23 (7, 3).

über Leiden am *r3-ib* „Magen“[1]) und in den dazu gehörigen Rezepten[2]) sowie ein paarmal sonst in Erwähnungen des kranken Organs[3]).

Im *r3-ib*-„Magen“ kann unverdauliche Speise allerlei Beschwerden hervorrufen, die der Arzt festzustellen versucht, indem er dem auf dem Rücken liegenden Patienten bei einer Verstopfung den Magen abtastet, so daß dieser „kommt und geht unter seinen Fingern wie Öl in einem Schlauch“[4]). Die Beschwerden, die sich durch Erbrechen, durch Blässe des Gesichts und anderes zeigen, werden mit Hilfe von Abführmitteln behoben, welche die unverdauliche Speise „wegwaschen“[5]) und sie zum Darm und After „abgehen“ lassen, wie in den Diagnosen für Magenleiden wiederholt angegeben wird[6]).

Unter den Symptomen wird auch eins genannt, das uns besonders merkwürdig erscheinen könnte: *f3j·t śrj·t* „Hebung des Hustens“[7]), also wohl die durch die Bauchpresse bewirkte Hebung des Brustkorbes beim Hustenreiz. Für den Ägypter kommt der „Husten“ *śrj·t* aus dem Magen: der „Husten ist im Bauch“ (*śrj·t m ẖ·t*)[8]). Und seine Linderung oder Beseitigung erfolgt durch allerlei Tränke und auch durch Inhalieren von heilsamen Dämpfen, die durch ein Rohr nicht eingeatmet werden, sondern *ʿm* „geschluckt“ werden[9]), wie sonst ein Trank eingenommen wird. Der beim Husten ja leicht auftretende Würgereflex oder gar ein Brechhusten werden mit dazu beigetragen haben, diese Vorstellung vom Sitz des Hustens im Magen entstehen zu lassen.

Zwei Stellen der Glossensammlung über krankhafte Zustände des Herzens bedürfen noch einer Besprechung, da sie für das Verhältnis zwischen Herz und Magen aufschlußreich erscheinen. Mitten unter diesen Glossen steht eine, die nicht das *ib*-„Herz“ oder das *ḥ3·tj*-„Herz“ betrifft, sondern den *r3-ib* „die Öffnung des Herzens“, den Magen. Sie ist kurz: „der *r3-ib* ist behindert (*ḫśf*), das bedeutet: der *r3-ib* wird groß (*wr*)“[10]). Die andere Stelle habe ich schon oben (Seite 66) angeführt: „das *ib*-Herz ist matt; das bedeutet: das Nichtsprechen des *ḥ3·tj*-Herzens, das bedeutet: die *mt*-Gefäße der Öffnung

---

1) Eb. Nr. 188—207 (36, 4ff.).

2) Eb. Nr. 208—216 (43, 2ff.). Dazu gehören auch Hearst Nr. 25 (ohne ausdrückliche Nennung des Magens), Pap. med. Berlin 3038 Nr. 149 (mit *ẖ·t*-„Bauch“ statt *r3-ib*-„Magen“), und Edwin Smith 20, 13—21, 3 (Magenschmerzen und Menstruationsstörungen).

3) Eb. Nr. 102 = Nr. 296 (25, 3 = 52, 1); Eb. 100, 17; Pap. med. Berlin 3038, 13, 3; Zaub. f. M. u. K. 1, 6.

4) Eb. Nr. 199 (40, 1).

5) Eb. Nr. 207 (42, 12).

6) Das einzelne dieser ungewöhnlich interessanten Diagnosen für Magenleiden muß einer besonderen Untersuchung vorbehalten bleiben, die ich an anderer Stelle vorzulegen im Begriff bin.

7) Eb. Nr. 190 (37, 5); dazu gehören die Rezepte Pap. med. Berlin 3038 Nr. 36 und 38.

8) Eb. Nr. 321 (54, 10).

9) Eb. Nr. 320 (54, 9) und 325 (54, 23).

10) Eb. 101, 20.

des *ḥ3·tj*-Herzens (*r3 n ḥ3·tj*) sind stumm"[1]). Diese Öffnung des *ḥ3·tj* muß nicht identisch sein mit *r3-ib* „Öffnung des *ib*". Aber diese Vorstellung vom Herzen als einem Organ, das eine Öffnung, einen Mund, hat, liegt beiden Ausdrücken zugrunde.

1. Exkurs: Von den *mt*-„Gefäßen"

Über die *mt*-Gefäße habe ich zwar schon eingangs auf Seite 20 etwas im allgemeinen bemerkt, und bei den einzelnen Körperteilen finden sich alle Erwähnungen, aber doch zerstreut. Bei der Wichtigkeit und Mehrdeutigkeit dieser Organe erscheint es mir doch richtig, hier im Anschluß an die Besprechung der Wörter für das Herz noch einmal zusammenfassend auf die wichtigsten Stellen einzugehen, auf die Gefahr hin, manches schon Gesagte wiederholen zu müssen[2]).

Das Wort *mt* ist seit der Medizin nachzuweisen und kommt fast nur in medizinischen Texten vor und daneben in solchen Texten, die irgendwie etwas eigentlich oder uneigentlich Medizinisches aussagen. Die Erwähnungen sind von zweierlei Art. Entweder bringen sie ein *mt* (oder deren mehrere) mit einem bestimmten Körperteil in Verbindung, oder sie sprechen, und das ist auch in medizinischen Texten der Fall, von den *mt*-„Gefäßen" im allgemeinen, ohne sie genau zu lokalisieren. Stellen dieser Art lassen natürlich vielfach gar nicht ersehen, ob ein echtes Gefäß oder ob eine Sehne, ein Muskel, ein Nerv oder was sonst gemeint ist.

Die Körperteile und Körperstellen, bei denen *mt* genannt werden, sind, abgesehen von unbestimmten Angaben wie „des *ḥ'*-Leibes"[3]), „an allen *' t*-Körperteilen"[4]), „aller *'·t*-Körperteile"[5]), „der linken Seite (*gś*)"[6]) und auch abgesehen vom *ḥ3·tj*-„Herzen", zu dem sie alle führen, im wesentlichen die folgenden (die Ziffern geben die Anzahl der *mt* an):

tp-Kopf (4) | *ḫft-ḥr*-Gesicht (mehrere)[7]) | *mkḥ3*-Hinterkopf (2) | *dhn·t*-Stirn (2) | *gmḥ·t*-Schläfe (4) | *m3'*-Schläfe (1)[8]) | *mśḏr*-Ohr (4) | *ir·t*-Auge (2) | *w3b n ir·t*-Augenwurzel (2) | *inḥ*-Braue (2) | *šr·t*-Nase (2) | *mśd·t*-Nasenmuschel (4) | Unterkiefergelenk (mehrere) | *nḥb·t*-Nacken (2) | Halspartie (2)

---

[1]) Eb. 100, 14—15.

[2]) Und unbeschadet der ausführlichen Besprechung, die Breasted auf S. 109ff. seines Kommentars zum Wundenbuch den *mt* gewidmet hat. Seine guten Zusammenstellungen machen meine Darlegungen nicht überflüssig, wie ich glauben möchte. Wir ergänzen uns, sagen aber nicht dasselbe.

[3]) Pap. Turin P. u. R. 31 + 77, 9; Edfou I 462 (die *mt* nehmen Getränk auf, von dem sie „überschwemmt" *b'ḥ* sind).

[4]) Z. B. Eb. Nr. 681 (84, 14); Hearst Nr. 232 und 238.

[5]) Eb. 99, 5.

[6]) Eb. Nr. 631 (79, 10); Hearst Nr. 28.

[7]) Anast. IV 13, 6: „jedes *mt* des Gesichts zuckt" neben „sein Auge ist erkrankt" und „ein Wurm beißt seinen Zahn".

[8]) Wundenbuch Fall 9; vgl. auch Eb. 99, 16.

| *kʿḥ*-Schulter (mehrere)[1] | *gbꜣ*-Oberarm (2) | Unterarme samt Hand und Fingern (6) | *mnḏ*-Brust (2) | *ḳꜣb·t*-Brust (mehrere)[2] | *smꜣ*-Lunge (4) | *mjś·t*-Leber (4) | *nnšm*-Milz (4)[3] | *šptj·t*-Blase (2) | *ẖrwj*-Hoden (2) | *ẖpd*-Hinterbacke (2) | *pḥwj*-After (4) | *rd*-Bein (6) | *mꜣś·t*-Oberschenkel (1)[4] | *mn·t*-Oberschenkel (2) | *inś·t*-Unterschenkel (1) | *śꜣḥ*-Zehe (mehrere)[5].

Die allermeisten der *mt* eines Körperteiles (bei den paarweisen Körperteilen halbieren sich die obigen Zahlen für rechts und links) sind sicher Hohlgefäße, wenn auch nur bei einigen ausdrücklich angegeben wird, was sie enthalten. Alle (oder die meisten) führen Luft, von der Nase über das Herz zum After[6], und geben sie vom Herzen zu allen Körperteilen[7]. Im einzelnen enthalten: Luft die der Ohren; Wasser und Luft die der Lunge, der Leber, der Milz und des Afters; Blut und Schleim die der Nasenmuscheln; Blut die der Schläfe; Samen die der Hoden; Harn die der Blase; Kot die des Afters. Dazu kommt noch das *šsp·w* ,,Empfänger' genannte einzelne Gefäß des Herzens, das ,,dem Herzen und dem gesamten Bauch Wasser gibt''.

Für den Inhalt der *mt* ist sehr bemerkenswert, daß Blut[8] in ihnen nicht als etwas dem Körper Günstiges angesehen wird, sondern als etwas Schädliches, Krankheitbringendes. Was das Leben erhält ist die Luft[9]. Blut im Herzen[10], Blut der Lunge im Herzen[11], Vollsein des Herzens von Blut[12], Überfülle von Blut in der Leber[13] verursachen Krankheiten. Auch das Blut, welches die Gefäße der Schläfe zu den Augen führen, ist diesen schädlich: für ,,das Beseitigen (*dr*) der Blutgefäße (*mt·w n snf*) in den Augen'' gibt es ein besonderes Rezept[14]. Die Blut führenden Gefäße zu verletzen, ist gefährlich; der Chirurg wird ausdrücklich ermahnt, sich beim Operieren vor den *mt* in acht zu nehmen[15].

Über die Vorstellungen, die der ägyptische Arzt vom Bau und von der Betätigung der *mt* hatte, erfahren wir einiges. Die *mt* haben Öffnungen, einen *rꜣ*-,,Mund'', den sie auftun, um Krankheitsstoffe auszuspeien[16], welche

---

1) Eb. Nr. 650 (81, 10).
2) Frauenbuch Kahun 3, 13.
3) Vielleicht; die Stelle (Eb. 100, 10) ist wohl nicht in Ordnung.
4) Eb. Nr. 634 (79, 19).
5) Eb. Nr. 647 und 648 (81, 2ff.).
6) Vgl. Eb. 99, 12—13 mit Eb. 103, 17—18.
7) Eb. 103, 3.
8) Das wenige, das wir über das Blut erfahren, ist im 2. Exkurs zusammengestellt.
9) Durch die *mt* der Ohren dringt der Hauch des Lebens wie der des Todes in den Körper (Eb. 100, 2).
10) Eb. 101, 8 (ist es ,,eingetrocknet'', *dmꜣ* ?).
11) Eb. 101, 6.
12) Eb. 102, 8.
13) Eb. 100, 8.
14) Eb. Nr. 387 (61, 3).
15) Eb. 105, 4; 107, 20.
16) Pap. Turin P. u. R. 131, 10; 31 + 77, 10; Pap. Leiden 345 Vs. G. 2, 14.

sie *šsp*-„empfangen" haben[1]), welche in sie *ʿḳ*-„eingegangen" sind[2]). Die *mt* sind nach den Körperteilen hin offen, wie zu den Augen[3]) und zum After[4]). Sie nehmen die Heilmittel in sich auf, „empfangen" sie[5]). Sind die *mt* in gutem Zustand, dann spricht das Herz durch sie; aber sie können auch verstummen[6]) und absterben[7]).

Die Zustände der *mt* als Gefäße zu beeinflussen, besaß der ägyptische Arzt wohl keine Mittel. Und ob gewisse krankhafte Erscheinungen[8]) an einem *mt* sich auf ein eigentliches Gefäß beziehen, läßt sich nicht erkennen. Anderes Krankhaftes aber betrifft schwerlich *mt*-Gefäße, sondern *mt*-Sehnen (Muskelstränge, evtl. Nerven). So etwa *nẖt*-„steif sein" eines *mt*[9]) oder dessen *nhp*-„springen"[10]) oder *ṯḥn*-„zucken" (im Gesicht)[11]) oder *śdꜣ*-„zittern" (am Ohr)[12]) oder *wšʿ*-„jucken"[13]). Solche Erscheinungen[14]) werden durch Salben oder durch Umschläge behandelt, und dieselben Mittel geben die zahlreichen Rezepte an, welche dazu bestimmt sind, ein einzelnes *mt* oder mehrere *mt* zu „beleben" (*śʿnẖ*)[15]), zu „erfrischen" (*św ꜣḏ*)[16]), „fest zu machen" (*śmn*)[17]), „angenehm zu machen" (*śnḏm*)[18]), zu „kühlen" (*śḳbb*)[19]), zu „beruhigen" (*śḥtp*)[20]), zu „erweichen" (*śgnn*)[21]). Die meisten solcher Rezepte für

---

1) Eb. 103, 7. 9; Pap. Turin P. u. R. 131, 10; Pap. Leiden 345 Vs. G. 3, 2.

2) Zaub. f. M. u. K. 1, 4.

3) Eb. 99, 6.

4) Eb. 100, 12.

5) Eb. Nr. 642 (80, 15).

6) Eb. 100, 14.

7) Eb. 103, 18.

8) Ich meine Stellen wie Eb. 100, 1 und 109, 17 sowie die Krankheiten oder krankhaften Erscheinungen, die Eb. Nr. 872, 862 und 876, 684 und Hearst Nr. 113 genannt sind. Auf sie hier einzugehen, würde zu weit abführen.

9) Eb. Nr. 694 (85, 12); Wundenbuch Fall 7 (hier auch *dwn* „steif ausgestreckt sein").

10) Eb. Nr. 644 (80, 18) und 681 (84, 13).

11) Anast. IV 13, 6.

12) Eb. Nr. 766 (91, 6).

13) Eb. Nr. 662 (82, 20).

14) Breasted führt a. a. O. S. 112 ihrer noch mehr an. Für unsere Zwecke genügt das Obige.

15) Eb. Nr. 652 (81, 17); Hearst Nr. 122.

16) Eb. Nr. 652 (81, 17). Dazu paßt, daß Pap. med. Berlin 3038 Rs. 1, 9 das *wꜣḏ* „frisch sein" als ein günstiger Zustand eines *mt* angegeben ist. — Auch *rwḏ* „fest sein" und *wḏꜣ* „gesund sein" werden als gute Zustände der *mt* genannt (in Texten über den wiederbelebten Leichnam).

17) Eb. Nr. 627 (79, 5); 686 (84, 21).

18) Eb. Nr. 651 (81, 14); 653 (81, 20); Hearst Nr. 94 (7, 14); 100 (8, 4); 102 (8, 6); 237 (16, 1); 238 (16, 3). — Neben dem „fest sein" (*rwḏ*) des Fleisches ist *nḏm* ein guter Zustand der *mt* (Urk. IV 497).

19) Eb. Nr. 693 (85, 10); Hearst Nr. 95 (7, 16); 238 (16, 3).

20) Eb. Nr. 687 (85,2); Hearst Nr. 104ff. (8, 7ff.).

21) Eb. Nr. 649 (81, 7); 663 = 82,22 (lies *śgnn*; das *ś* hat der Abschreiber ausgelassen); 688 (85, 3); Hearst Nr. 232 (15, 11).

das „behandeln" (*śrwḫ*)[1]) der *mt* sprechen von diesen nur allgemein, geben nicht den Körperteil an, zu dem sie gehören[2]).

Mit dem Vorstehenden sind die Aussagen der Texte über die *mt*-Gefäße (Sehnen usw.) noch nicht erledigt. Es bleiben noch ein paar Fälle zu besprechen, die schwer verständlich sind und die B. Ebbell in bedenklicher und gewaltsamer Weise falsch gedeutet hat. Wie die meisten der neuen Erklärungen, die er für Körperteile und Krankheitsbezeichnungen gefunden zu haben glaubte, sind auch die Deutungen gewisser Stellen, an denen *mt* erwähnt werden, in seine Übersetzung des Papyrus Ebers eingegangen, deren Benutzer doch gewarnt werden müssen.

Ebers und Hearst enthalten ein in beiden Handschriften im wesentlichen gleichlautendes Rezept[3]), dessen Überschrift besagt, daß es „für das *śgnn*-erweichen der *šw·t* des *mt*" bestimmt ist, was durch einen Umschlag (*wt*) erreicht werden soll. Im Ebers steht „*šw·t* des *mt*", im Hearst „*šw·t* im (am) *mt*". Nach der Schreibung des Wortes *šw·t* haben wir eigentlich keine andere Übersetzungsmöglichkeit als „Seite". So wird das Wort auch von der Seite des Körpers oder einer Wunde sonst gebraucht. Man könnte sich einen Muskelstrang denken, dessen Seite erweicht werden soll. Aber wie dem auch sei, so, wie Ebbell das *šw·t* des (im, am) *mt* erklärt, kann man es nicht tun. Auch er hat sich über die oben Seite 21 besprochene Schreibung des Wortes *mt* Gedanken gemacht und will an der obigen Stelle die vermutete und mögliche Grundbedeutung von *mt* als „männliches Glied" erkennen. Und er meint weiter, *šw·t* wäre hier nicht „Seite", sondern ein Substantiv zu dem Verbum *šwj* „erheben", und das ganze besage also „Erhebung des *mt*-penis" = „Erektion des Penis" = (als hier erforderlicher krankhafter Erektion) „Priapismus".

Dieser Deutung[4]), die gewiß abzulehnen ist (der Penis heißt anatomisch *bȝḥ* bzw. *ḥnn*) hat Ebbell weiter auch bei der Bestimmung einer einmal in einer Rezeptüberschrift[5]) genannten Erkrankung *šp·t nt mt* geleitet, in der er (wir wissen nicht, was *šp·t* besagt) eine mögliche Bezeichnung der „Gonorrhoe" erkennen möchte[6]).

---

[1]) Eb. Nr. 631 (79, 10); 632 (79, 14); Hearst Nr. 28 (2, 12).

[2]) Für ausdrückliche Angabe des Körperteils vgl. Eb. Nr. 161 (33, 12); 631 (79, 10); 632 (79, 14); 634 (79, 19); 647 (81, 2); 648 (81, 4); Hearst Nr. 28 (2, 12).

[3]) Eb. Nr. 659 (82, 16) = Hearst Nr. 114 (8, 14).

[4]) In der schon mehrmals angeführten Arbeit „Altägyptische Bezeichnungen für Krankheiten und Symptome", Oslo 1938, S. 48—49. Auch das „Jucken (*wšʿ*) eines *mt*", das Eb. Nr. 662 (82, 20) als Leiden genannt ist, sei solches an den Genitalien, und Eb. Nr. 663, wo sicher statt des dastehenden *gnn* „weich sein" *śgnn* „erweichen" zu lesen ist, soll von „Schlaffheit des penis" = „Impotenz" die Rede sein.

[6]) Eb. Nr. 684 (84, 18).

[5]) In derselben Arbeit S. 49—50. Nicht nur *šp·t nt mt* soll Gonorrhoe bezeichnen, sondern auch ein Wort *špn*, von dem Eb. 86, 4 gesagt wird, daß „es ein Leiden sei, welches den *ḥʿ*-‚Körper' (oder: das ‚Fleisch') eines Mannes oder einer Frau binde (zusammenbinde)", mit demselben Wort *mr* „binden", das wir schon bei der

Und endlich soll ein im Ebers an zwei Stellen[1]) genanntes Wort *štjw*, in dem man vielleicht die Benennung einer besonderen Art *mt*-Gefäß sehen kann, nicht *štjw*, sondern *šrtjw* zu lesen sein und auf Grund des (unklaren!) Zusammenhanges mit *mt* den „superfiziellen Venenplexus" bezeichnen![2])

2. Exkurs: Vom Blut

Im Anschluß an die ziemlich umfangreich gewordene Besprechung der *mt*-Gefäße will ich doch auch das Wenige und zum Teil Merkwürdige zusammenstellen, das wir über das Blut erfahren. Merkwürdiges, insofern das Blut, ägyptisch *snf*, wie es (ebenso wie das Blut der Säugetiere, Vögel, Eidechsen und anderer Tiere) mit einem seit den ältesten Texten belegten Wort bezeichnet wird[3]), von dem Ägypter nicht als lebenswichtiger Körpersaft[4]) angesehen wurde. Das Blut, über dessen physiologische Bedeutung er gar nichts wußte, ist für ihn im Grunde nur eine Ausscheidung[5]) des Körpers. Es ist nicht einmal in allen *mt*-„Gefäßen" oder in vielen[6]), sondern wird bei den wenigen eigens aufgeführt, in denen es als vorhanden angenommen wurde; ich habe im vorstehenden auf diese Gefäße hingewiesen. Und da, wo angegeben wird, daß das Herz und ein *mt* Blut enthalte, ist es ersichtlich keine normale und für die Organe erwünschte oder gar notwendige Erscheinung, sondern eher etwas Krankhaftes und Schädliches (vgl. oben Seite 73). Dazu stimmt, daß man bei gewissen Krankheitserscheinungen vom „Fressen des Blutes"[7]) sprach und von „Blut das im Innern des Leibes (*ḫ*ʿ) frißt (*wnm*)"[8]). Und vielleicht gehört auch die „Blutnest" genannte Erkrankung[9]) hierher.

Versteifung und Bindung des Unterkiefergelenks kennengelernt haben. Ebbell ging so weit, *ḫ*ʿ als Euphemismus für die „Geschlechtsteile" zu erklären und das „zusammenbinden" oder „binden" für, wie er ausführt, „ganz treffende Bezeichnung für die Einengung von Urethras Lumen bei Gonorrhoe" zu halten!

[1]) Eb. 103, 3 und 7 sowie 108, 14.

[2]) Acta Orientalia XV 309—310.

[3]) Ein anderes altes Wort für das Blut *dšr·w* „das [nach dem Rosenflamingo so benannte] Rote" kommt medizinisch nicht vor.

[4]) Wenn im Brüdermärchen (d'Orb. 16, 9) aus zwei auf den Erdboden gefallenen Blutstropfen eines geschlachteten Stieres zwei Bäume zauberhaft in einer Nacht aufwachsen, oder aus dem zu Boden gefallenen Nasenblut des Gottes Geb die Zeder aufsprießt (Salt 825, 2, 3), so beweist das nichts für die Lebenskraft des Blutes. In demselben späten Zaubertext des Pap. Salt entstehen auch aus dem Schweiß, den Tränen, dem Speichel allerlei Gewächse.

[5]) Auch die Menstruation (vgl. auch unten S. 77) wird als eine solche angesehen worden sein, wenn schon als eine regelmäßig wiederkehrende.

[6]) Das erinnert an die eingangs erwähnte Theorie der Alexandriner, die als neue Erkenntnis festlegten, daß die Arterien nicht nur Pneuma, sondern auch Blut führen.

[7]) Eb. Nr. 592 (75, 19).

[8]) Eb. Nr. 722 (87, 17); vgl. Ztschr. f. ägypt. Sprache Bd. 63, 1928, 118.

[9]) Eb. Nr. 593 (76, 1).

Bei diesem „Blutnest“ ist ausdrücklich angegeben, daß es sich um die Ansammlung (das wird „Nest“ wohl besagen) von Blut handelt, „das nicht fest werden kann“, also nicht gerinnen will. Das Gerinnen des Blutes hat man beobachtet. Geronnenes Blut heißt „gebackenes Blut“, mit einem von der Tätigkeit des Bäckers übernommenen Wort *ḳfn* „backen“[1]), oder es heißt „getrocknetes (*šśw·w*) Blut“[2]). Und auch Blutgerinnsel in einer schwer verletzten Nase hat man festgestellt und es wegen seines Aussehens mit Würmchen verglichen und danach *ʿnʿr·t*-Würmchen des Blutes“ benannt[3]).

Es ist etwas Selbstverständliches, daß eine Wunde blutet. Man versuchte, „das Blut an der Öffnung einer Wunde abzuziehen (*itḥ*)“[4]), und auch das Blut im Geschlechtsteil der Frau[5]), in dem bei ausbleibender Menstruation sich eine schädliche Ansammlung (*ʿḫ·t*) von Blut“ gebildet hat[6]).

Das „Bluten“, für das es ein vom Substantiv abgeleitetes Verbum *snf* gegeben hat[7]), wird gewöhnlich durch „Blut geben“[8]), auch wohl durch „Blut machen“[9]) ausgedrückt. Das Blut kommt aus einer Wunde, aus der Nase, aus dem Ohr (bei schweren Schädelverletzungen im Wundenbuch ist mehrmals ausdrücklich angegeben: „der Verletzte gibt Blut aus Nase und Ohren“). Etwas Krankhaftes ist das „Blutharnen“ (*wšš snf*)[10]).

Das ist das Wesentliche dessen, was sich den Texten über das Blut entnehmen läßt. Das Wort *snf* wird da, wo es sich um größere Blutmengen handelt, als Plural gebraucht. „Blute“ = „Blutmengen“[11]) und auch „Blutsorten“ der verschiedenen Tiere, deren Blut offizinell verwendet wird[12]).

B. Lunge — Leber — Milz

Diese drei Organe gehören für den ägyptischen Mediziner zusammen, der Beziehungen der Lunge sowohl zur Leber als auch zur Milz annahm.

Das hieroglyphische Bild der Lunge, gewiß eines Tieres, etwa des Rindes, zeigt sehr deutlich die Luftröhre mit je zwei in Umrißlinien übereinander-

[1]) Eb. 96, 17; Wundenbuch Fall 12.

[2]) Eb. 106, 1 (geronnenes Tierblut als Medikament); vgl. auch Eb. 101, 8 „Blut im Herzen, das getrocknet (*dm*ꜣ) ist“ (ob: als geronnen angenommen ?).

[3]) Wundenbuch Fall 12.

[4]) Eb. Nr. 517 (70, 4).

[5]) Eb. Nr. 828 (96, 13).

[6]) Eb. Nr. 833 (97, 4).

[7]) Eb. Nr. 337 (56, 8); Nr. 872 (108, 8) ?

[8]) Eb. Nr. 876 (109, 15); Wundenbuch passim.

[9]) Eb. Nr. 811 (95, 12).

[10]) Eb. Nr. 49 (16, 7); ob dazu Hearst 6, 1 zu vergleichen ist ?

[11]) Eb. 101, 6.

[12]) Eb. 425 (63, 14).

gezeichneten Lungenlappen (rechts und links an der Luftröhre)[1]. Außer dieser bald mehr, bald weniger sorgfältig ausgeführten Normalform des Schriftzeichens gibt es eine ältere Darstellung, die unten an der Luftröhre, mit nur je einem Lungenflügel rechts und links, auch noch das Herz erkennen läßt[2].

Die Leber (eines Opfertieres) wird entweder als ein ovaler Fleischlappen, gelegentlich mit einem spitzer zulaufenden einen Ende, abgebildet, oder, und das ziemlich oft als Begleitzeichen des Wortes für die Leber, merkwürdig zweigeteilt mit nach rechts und links herunterhängenden kleinen ovalen Teilen, die in der Mitte oben verbunden sind[3].

Für die Lunge besitzt die Sprache zwei Wörter, *smꜣ* und *wfꜣ*, von denen das zweite in den Listen der Körperteile zwar genannt wird, in den medizinischen Schriften aber nicht als Name des menschlichen Organs vorkommt. Diese Texte bezeichnen die Lunge stets mit dem Wort *smꜣ*: Daran, daß *smꜣ* die „Lunge" bezeichnet, kann auch nach den Texten kein Zweifel sein. Die Bezeichnungen für die „Leber" *mjš·t* und für die „Milz" *nnšm* beruhen für uns auf den Bedeutungen, welche diese Wörter im Koptischen haben. Denn die Erwähnungen dieser Namen in den alten Texten lassen nicht mit Sicherheit ersehen, um welche Organe es sich handelt[4].

„Die Luft tritt ein in die Nase; sie tritt ein zu Herz und Lunge: sie sind es, die [sie] dem ganzen Bauch geben"[5]. Vom Eintreten der Luft in die Lunge ist noch an einer anderen Stelle in seltsamer Weise die Rede. Als Erklärung zweier Ausdrücke für ungünstige Zustände des *ỉb*-„Herzens" wird angegeben: „die Luft der Betätigung des Vorlesepriesters ist es, die sie [jene Herzzustände] bewirkt; sie [die Luft] tritt ein in die *smꜣ*-Lunge"[6]. Rechts und links am Hals sind „zwei *mt*-Gefäße, sie geben (= leiten) zur *smꜣ*-Lunge"[7]. — Daß nach ägyptischer Ansicht der Husten (und der Hustenauswurf) aus dem Magen kommt, haben wir oben Seite 71 festgestellt.

Über die Verbindung der Lunge mit dem Herzen habe ich schon die Erklärung eines ungünstigen Zustands des *ỉb*-Herzens erwähnt: „das *ḥꜣ·tj*-

---

[1]) Darüber L. Borchardt, Ztschr. f. ägypt. Sprache Bd. 42, 1905, 80. Borchardt bemerkt dazu: „Daß die Ägypter einen Unterschied zwischen den Farben des Herzens und der Lunge machen, zeigt sehr gut die farbige Abbildung eines Herzens mit Lunge und einem Stück der Luftröhre als Opfergabe auf einem Totenpapyrus in Kairo. Dort ist das Herz dunkelrot mit weißer Innenzeichnung" [die von mir oben bei „Herz" beschriebenen Schnittlinien] „die Lunge hellrot und die Luftröhre gelb mit brauner Konturierung wiedergegeben".

[2]) Z. B. Petrie Dendereh VII a.

[3]) Dazu vgl. Gardiner, Onomastica II 249.

[4]) Angeblich soll das einmal Eb. 105, 2 genannte Organ *šḫn n ḥʿ* die „Thymusdrüse" bezeichnen (Ebbell Acta Orientalia XV 302). Der Text ergibt das nicht, soviel ich sehe.

[5]) Eb. 99, 13.

[6]) Eb. 102, 5. Eine ähnliche und mir ebenso unverständliche Bemerkung über „Luft der Betätigung des *wʿb*-Priesters" Eb. 100, 19.

[7]) Wundenbuch Fall 34.

Herz ist auf seinem Platz mit Blutmengen [*snf* im Plural!] der *smꜣ*-Lunge". „Lunge und *mjś·t*-Leber" werden einmal als gemeinsam wirkend erwähnt, leider in unklarem Zusammenhang[2]). Die einzige Nennung der *nnšm*-„Milz" geschieht ebenfalls in Verbindung mit der Lunge: „es sind vier *mt*-Gefäße zur *smꜣ*-Lunge, zur *nnšm*-Milz; sie sind es, die Wasser (oder auch ? und auch ?) Luft geben"[3]).

Von der *mjś·t*-„Leber" hören wir etwas mehr. Zunächst „daß vier *mt*-Gefäße da sind für die *mjś·t*-Leber; sie sind es, die ihr Wasser (und) Luft geben"[4]). Dieselbe Stelle gibt auch an, daß „alle Erkrankungen an ihr entstehen durch feucht sein von Blut". In einer Diagnose[5]) über Magenleiden wird die Leber erwähnt, unter anderem mit der Erscheinung ihrer „Spaltung" (*pḫꜣ*), wodurch eine entscheidend günstige Entwicklung der Erkrankung bewirkt zu werden scheint.

Neben dem Wort *sḫ* „Galle" (von Tieren) gibt es noch ein zweites Wort *wdd* als Bezeichnung der „Galle", „Gallenblase" der Tiere, die an einer Stelle des medizinischen Schrifttums, in einem Rezept für ein Augenleiden, auch als Organ des Menschen erwähnt wird, nämlich als Droge: „Galle (*wdd*) des Menschen, in zwei Hälften geteilt" (soll mit Honig versetzt als Augensalbe verwendet werden)[6]). Der Text ist möglicherweise verderbt[7]). Galle des Menschen in offizineller Verwendung wäre wirklich seltsam. Ob *mnḏr* die „Gallenblase" bezeichnet, wie vermutet ist, erscheint nicht völlig gesichert[8]).

C. Das Gedärm

Nur mit dieser volkstümlichen Bezeichnung kann man, so scheint mir, das fassen, was die Ägypter vom Darmkanal zu wissen glaubten, was wir jedenfalls den ägyptischen medizinischen Texten entnehmen können. Die

[1]) Eb. 101, 6.

[2]) Eb. 99, 22.

[3]) Eb. 100, 10. Die in Klammern gesetzten Worte der Übersetzung sind nicht sicher. — In einigen Listen der Körperteile wird übrigens die Milz genannt.

[4]) Eb. 100, 8.

[5]) Eb. Nr. 188 (36, 4).

[6]) Eb. Nr. 392 (61, 12).

[7]) W. R. Dawson, der die Bedeutung „Galle" für *wdd* erwiesen hat (Ztschr. f. ägypt. Sprache Bd. 62, 1927, 21) zweifelt mit Recht an der Korrektheit des überlieferten Textes. Er schlägt vor, mit der annehmbaren Emendation von *wdd n rmṯ* in *wdd n rr*, statt „Galle vom Menschen" vielmehr „Galle von einer Sau" zu lesen, zumal er auf Dioscurides verweisen kann, der gerade „Schweinegalle" als Augenmittel angibt. — Ob ein Wort *bnf* den „Gallensaft" bezeichnet ist ebenso ungewiß wie die Bedeutung „pancreas" für ein Wort *šḫn*. Siehe dazu Lefebvre § 38 und § 40. Auch die Vermutung, daß *ʿꜣ·t* in der Magendiagnose Eb. Nr. 203 (41, 4) „Gallenstein" bedeutet, ist unsicher.

[8]) Dawson bei Gardiner, Onomastica I 18; vgl. auch Lefebvre § 38.

Vorstellungen sind aus klaren und unklaren gemischt, neben einer eigentlichen Benennung des „Darmes“ *ḳ3b* stehen ganz allgemeine Namen wie „Bauchinhalt“, „Bauch“.

Das Wort *ḳ3b* „Darm“ besagt wörtlich das „Gewundene“ und das hieroglyphische Begleitzeichen ist, neben dem allgemeinen Hinweis auf etwas Körperliches durch das Fleischstück, dasselbe wie bei den Wörtern *ḳ3b* „Windung“ und Verwandten. Das Wort kommt außer in einer beschimpfenden Bezeichnung des schlangengestaltigen Götterfeindes Apophis (in einem späten mythologischen Text) als „jener Darm des Bauchinhalts“[1]), in der Medizin nur in Diagnosen über Magenleiden vor. In einer wird von einem Mittel angegeben, daß der Patient es essen soll, „um den Bauch zu füllen, um den *ḳ3b*-Darm anzuregen“[2]). In einer anderen wird ein Mittel empfohlen zur „*pḫ3*-Spaltung des *ḳ3b*-Darms durch einen Trank von süßem Bier“[3]), also wohl zum Abführen. Und in einer dritten wird durch die Behandlung erreicht, daß das besondere Leiden „herabsteigt zum *ḳ3b m3ʿ* (und) zum After“, wofür die Variante hat „zum *ḳ3b m3ʿ* des Afters“[4]). Wenn ich diese Stelle recht verstehe, so ist in ihr eine Unterabteilung des *ḳ3b*-„Darms“ genannt, der „richtige Darm“, und wohl das rectum gemeint.

Das ist aber auch alles, was wir an genauen Bezeichnungen für den Darmkanal kennen. Sonst wird er nur in den ganz allgemeinen Wörtern für „Bauchinhalt“ oder „Bauch“ einbegriffen. Dabei kommt das Wort *imj-ḫ·t*, jünger *mḫt* „Bauchinhalt“ zwar in den Listen der Körperteile im Sinne von „die Eingeweide“ vor und auch außerhalb derselben oft für die Baucheingeweide[5]) des Menschen und auch der Schlachttiere, aber in der Sprache der Medizin findet es sich nicht.

Diese spricht noch allgemeiner vom *ḫ·t*-„Bauch“ in den vielen und vielartigen Rezepten für das „Entleeren (*wḫ3*) des Bauches“, das „Spalten (*śpḫ3*) des Bauches“, das „Regeln (*śm3ʿ*) des Bauches“ und so fort, und ebenso in den Rezepten gegen Eingeweidewürmer „im Bauch“ und ähnliches mehr. Hier ist *ḫ·t*-„Bauch“ verwendet wie eine Bezeichnung für Gedärm des Bauches. Und ebenso wird auch geredet vom „Kot der im Bauch ist“[6]) und vom „Harn der im Bauch ist“[7]). Und wir erinnern uns an das Hauptgefäß

[1]) Metternichstele 1.

[2]) Eb. Nr. 204 (41, 11). Die Bedeutung „anregen“ des Verbums *sp3* ist nur geraten; es muß aber doch etwas dem „vollmachen“ Paralleles besagen.

[3]) Eb. Nr. 207 (42, 12).

[4]) Eb. Nr. 191 = Eb. Nr. 194 (37, 10 = 38, 10). Diese Diagnose ist zweimal, im wesentlichen gleichlautend, im Pap. Ebers abgeschrieben worden. Ich möchte glauben, daß die Fassung „zum Darm (und) zum After“ die richtige ist. Das paßt zum Stil der Diagnosen für den kranken Magen.

[5]) Darüber vgl. Gardiner, Onomastica II 252. In der Hauptsache sind die großen Eingeweide gemeint, aber das Begleitzeichen des Wortes Pyr. 1122 zeigt, daß *mḫt* auch das Darmgeschlinge bezeichnete.

[6]) Eb. Nr. 349 (57, 8). Getrockneter „Kot im Bauch eines Kindes“ (als Droge); ob am Ende „Kindspech“ des Neugeborenen gemeint ist?

[7]) Eb. Nr. 263 (49, 2).

šsp des Herzens „das Wasser gibt dem gesamten Bauch“[1]). Das alles paßt nur zu gut zu dem, was oben S. 61 über den Bauch auch sonst als vager Begriff festgestellt werden mußte.

D. Hinterer und After

Die Hinterbacke heißt *ḫpd*. Das Wort, das seltsamerweise, obwohl es eine Zweiheit bezeichnet, in der Schrift auch wie ein Plural auftritt[2]), wird in einem sehr alten Text[3]) von einem Hieroglyphenbild begleitet, welches die Gesäßbacken als zwei kleine Halbkreise darstellt, die, eng aneinandergerückt, die Halbbögen nach unten richten. In einigen Listen der Körperteile werden die *ḫpd*-„Hinterbacken“ mit Vogeleiern verglichen[4]). In der Medizin wird dieser Teil des Körpers in dem einen der Gefäßbücher erwähnt: „es sind zwei *mt*-Gefäße für die Hinterbacken; eins für die eine Hinterbacke, das andere für die [andere] Hinterbacke“ [5]). Welche Funktion diese *mt* haben, ist nicht angegeben; nach dem Zusammenhang aber werden es Gefäße sein, nicht Muskelstränge oder ähnliches. Und möglicherweise stehen sie mit den Gefäßen, die zum After führen, in Verbindung. Im Buch über die Frauenleiden aus Kahun wird „die Umgebung (*? ḏȝḏȝ·t*) des weiblichen Geschlechtsteils (*kȝ·t*)“ als „zwischen den Hinterbacken“ befindlich festgestellt[6]).

Das gewöhnliche Wort für den Hintern (auch eines Tieres)[7]) ist *pḥwj*, das beim Menschen sowohl allgemein den Hintern bezeichnet als auch im besonderen die Öffnung des Hintern, den After, ohne daß wir in jedem Fall ersehen können, welche Bedeutung vorliegt. In der Medizin[8]) hat *pḥwj* wohl an allen Stellen (bis auf die, an denen es „Ende“ eines Körperteils bezeichnet) die Bedeutung „After“, auch da, wo als Behandlung nicht, wie zumeist, ein Einlauf oder ein Darmzäpfchen verordnet wird, sondern ein Umschlag, ein *wt*-„Verband“[9]).

Neben dem *pḥwj*-„After“ kennt die Sprache der Medizin noch ein, fast[10]) nur in ihr vorkommendes, besonderes Wort *pḥwj·t*-„After“, dessen ältere

---

1) Eb. 99, 20.

2) Z. B. Frauenbuch Kahun 1, 13; 1, 19; Eb. 100, 8; Zaub. f. M. u. K. 4, 10.

3) Pyr. 1313.

4) Totenbuch Spruch 172, 20; Zaub. f. M. u. K. 4, 10.

5) Eb. 100, 8.

6) Frauenbuch Kahun 1, 13; vgl. dazu auch ebda. 1, 19.

7) Nach dem Schriftzeichen ursprünglich Hinterteil eines liegenden Löwen. — Das Wort *pḥwj* hat früh auch die Bedeutung „Ende von etwas“ erhalten und kommt so auch von dem Ende eines Körperteils in der Medizin vor (vgl. bei Nase; Kiefergelenk; Penis).

8) Wir besitzen über Erkrankungen des Afters viele Rezepte und im Pap. Beatty VI ein eigenes kleines Buch über solche Krankheiten (vgl. oben S. 3).

9) So Eb. Nr. 161 (33, 12); Hearst Nr. 4 (1, 4).

10) Pap. Turin P. u. R. 121, 3: unter vielen Todesarten auch „Tod vom *pḥwj·t*-After aus“.

Form *pḥw·t* in einem Nebentitel des Arztes genannt wird, der „Rinderhirt des *pḥw·t*-Afters" lautet, also den Spezialisten bezeichnet, der sich den durch Einläufe und so weiter in den After zu heilenden Verdauungsstörungen zu widmen hatte[1]). Beide Wörter *pḥwj* und *pḥwj·t* wechseln gelegentlich miteinander, wie etwa in einem Rezept[2]), dessen Überschrift angibt, daß es zum „Kühlen des *pḥwj·t*-Afters" bestimmt ist, und dessen Mittel als „Einlauf in den *pḥwj*-After" angewendet werden soll.

Im *pḥwj*-„After", dessen *mt*-„Gefäße" auch in der Überschrift eines Rezepts erwähnt werden, welches sie *nḏm* „angenehm" machen soll[3]), „vereinigen sich die von der Nase ausgehenden *mt*-Gefäße sämtlich, durch welche die Krankheiten des *pḥwj* entstehen"[4]). Auch der *pḥwj·t*-„After", der „offen ist nach jedem *mt*-Gefäß der rechten Seite, der linken Seite, in den Armen, in den Beinen", hat *mt*-Gefäße, und zwar deren „vier, offen zum After hin: sie sind es, die für ihn Wasser und Luft schaffen"[5]). Die *tȝw*-„Erhitzung" im *pḥwj·t*-„After" wird durch zwei *mt*-„Gefäße" der Brust bewirkt[6]). Wie überall, wo vom After die Rede ist, wird auch bei den Angaben über seine *mt*-„Gefäße" bald das eine Wort für After, bald das andere gebraucht. Ein deutlicher Unterschied in Bedeutung oder Verwendung beider Bezeichnungen ist nicht erkennbar[7]).

Am After laufen die Gefäße zusammen, „feucht von Kot"[8]), und die Krankheit oder etwas Unverdauliches „steigt herab zum richtigen Darm (rectum) und zum After"[9]), wie auch sonst Abgänge des Bauches „zum After herabsteigen"[10]). „Der Kot der im Bauch ist"[11]), „kommt heraus aus dem After"[12]). Die in den Gefäßen mitgeführte Luft geht als „Winde" (*ḏʿ·w*) ab[13]). — Über den von den Ägyptern angenommenen Zusammenhang des Afters mit der Harnblase siehe S. 83.

Eine in wenigen alten Texten erwähnte Bezeichnung für den „Hintern" und den „After", *ʿr·t*, ist auf diese Texte beschränkt[14]).

---

1) Vgl. dazu H. Junker, Ztschr. f. ägypt. Sprache Bd. 63, 1928, 66.

2) Eb. Nr. 143 (31, 16).

3) Eb. Nr. 161 (33, 12).

4) Eb. 103, 17.

5) Eb. 100, 12.

6) Eb. 103, 4 (das Duplikat des Textes im Pap. med. Berlin 3038, 15, 6 hat *pḥwj* an Stelle von *pḥwj·t* des Ebers).

7) Vgl. Lefebvre § 41.

8) Eb. 100, 12.

9) Eb. Nr. 191 = Nr. 194. Zur Stelle vgl. das bei „Gedärm" Bemerkte.

10) Eb. Nr. 207 (42, 15) und Pap. med. Berlin 3038, 13, 5.

11) Eb. Nr. 349 (57, 8).

12) Vgl. Ztschr. f. ägypt. Sprache Bd. 47, 1910, 101ff. Ebenda auch ein Wort *ḥtp-kȝ* „Erleichterung" als Euphemismus für „Kot", der, von noch anderen Bezeichnungen abgesehen, eigentlich *ḥś* heißt.

13) Eb. Nr. 139 (31, 8).

14) Pyr. 1349 vom „Hintern" eines Pavians; Totenbuch Spruch 51—53 in alter Fassung (Ztschr. f. ägypt. Sprache Bd. 47, 1910, 101ff.) als „After".

E. Harnblase

Das Wort für die „Harnblase“ lautet *šptj·t*, mit einer (jüngeren) Nebenform *špj·t*[1]). Das Organ ist eindeutig bestimmt durch die Angabe seiner Lage: „die *šptj·t*-Harnblase vorn im Bauch“[2]), und durch die Angabe über seine Funktion: „es sind zwei *mt*-Gefäße für die *šptj·t*-Harnblase; sie sind es, die den Harn geben“[3]). Das „behandeln der *šptj·t*-Harnblase und regeln des Harnlassens“[4]) geschieht mehrfach durch Trankmittel, aber auch durch einen Einlauf in den After[5]), mit dem die Blase für den ägyptischen Arzt wohl in Zusammenhang steht. Jedenfalls gibt es ein Rezept für das Beseitigen von Erhitzung auf dem *pḥwj·t*-After, auf der *šptj·t*-Harnblase“ mit dem Symptom „zu vieler unbewußter Blähungen (*ḏʿ·w*-Winde)“[6]), gegen die ein Darmzäpfchen verordnet wird.

Gegen die Erkrankungen der Harnblase, als deren hauptsächliche ihre *tȝw*-„Erhitzung“ genannt wird, und die mannigfachen Störungen beim Lassen des *mwj·t*-„Harns“ gibt es zahlreiche Rezepte.

F. Geschlechtsorgane

1. Allgemeines

In verschiedenartiger Verbindung mit den Benennungen der Hauptgeschlechtsorgane des Mannes und des Weibes werden mehrfach zwei anatomische Namen erwähnt, die wohl nicht Körperteile, sondern Körperstellen in der Nähe der Geschlechtsorgane bezeichnen, Namen, die sich nur ungefähr in ihrer Bedeutung bestimmen lassen. Der eine Name ist *npḥ·w* (mit dem Fleischstück gekennzeichnet und als Singular, Plural und Dual auftretend), der andere ist *knś* (ebenso wie *npḥ·w* gekennzeichnet, aber nur als Singular belegt).

Die Körperstelle *npḥ·w* wird beim Manne genannt in der Folge: „Achseln, Arme, *npḥ·w*, Oberschenkel (*mn·t*)“[7]) und in einer Liste der Körperteile[8]) in dieser Folge: „*knś*, Penis, *npḥ·w*, Rücken“, und zwar als eine Stelle des Körpers, die „stinkt“ (*ḥwȝ*). Und dann auch in einem Rezept[9]) gegen „Rheumatismus (*śt·t*) in den *npḥ·w*“. Bei einer Frau, die an rheumatischen

[1]) So Hearst 4, 12 (aber ebenda 5, 5 *šptj·t*) und Beatty VI 11—12.
[2]) Z. B. Eb. Nr. 864 (106, 11).
[3]) Eb. 100, 11.
[4]) Hearst Nr. 62.
[5]) Eb. Nr. 265 (49, 6).
[6]) Eb. Nr. 139 (31, 8).
[7]) Eb. 110, 2.
[8]) Zaub. f. M. u. K. 4, 8.
[9]) Eb. Nr. 294 (51, 15); vgl. dazu Eb. Nr. 195 (38, 20).

Schmerzen (*ś.t·t*) in ihrer Vulva (*ḥm·t*)[1]) leidet, soll ein flüssiges oder doch feuchtes Medikament „gegeben werden auf ihre *npḥ·w* (und) ihr *knś*"[2]), und bei einer Frau, die an ihrer Vulva (*ḥm·t*) leidet, sollen ihr *knś* und dann auch „ihre beiden *npḥ·w*" mit Salben behandelt werden[3]).

Wir haben im Ägyptischen Wörterbuch, wenn auch zweifelnd, die Bedeutung „Leistengegend" für *npḥ·w* vorgeschlagen. Das mag zu genau oder zu ungenau sein: aber die Vermutung „Kreuzbeingegend"[4]) kommt mir unwahrscheinlich vor, und das um so mehr, falls ein spät belegtes Wort *npḥ·w* „Euter" der Kuh (diese Bedeutung ist völlig gesichert) mit dem *npḥ·w* beim Menschen identisch sein sollte[5]). Dann sind die *npḥ·w* jedenfalls vorn unten am Leibe zu lokalisieren, worauf mir die obigen Stellen ohnehin eher zu weisen scheinen als auf das Ende des Rückens, das Kreuzbein.

Die Lage der mit *knś* bezeichneten Stelle am Körper des Mannes[6]) wird in einigen Listen angedeutet durch die Folgen: „Nabel, *knś*, Penis, *npḥ·w*"[7]); „After, *knś*, Penis"[8]); „Rücken, Penis, *knś*"[9]). Gewöhnlich wird *knś* bei der Frau erwähnt, die leidet entweder an „ihrem Hintern (oder: After), ihrem *knś*, den Wurzeln (d. h. Ansatzstellen) ihrer Oberschenkel"[10]), oder an „ihrem *knś*, ihrer Vulva, der Umgebung der Vulva, zwischen ihren Hinterbacken"[11]), oder auch „leidet an ihrem *knś*, leidet (d. h. Schmerzen hat) an ihrem coitus (*nk*)"[12]). Seltsam ist, daß sie auch „an einer Seite (*wꜣ·t*) ihres *knś* leiden" kann[13]), und auch bei einer Erkrankung des Uterus, *ḥm·t*, leidet an „ihrem Nacken, ihrem *knś*, ihren Ohren"[14]).

Ein Rezept[15]), das dazu dienen soll, „den After angenehm zu machen, das *knś* angenehm zu machen" (durch ein Darmzäpfchen), könnte sich auch auf

---

[1]) oder Uterus? Vgl. unten bei „Geschlechtsorgane des Weibes".

[2]) Eb. Nr. 812 (95, 16).

[3]) Edwin Smith 20, 13ff.; das von mir *knś* umschriebene Wort steht dort als *kś* was gewiß in *knś* zu verbessern ist.

[4]) B. Ebbell, Acta Orientalia XV 305ff.

[5]) Was wir im Ägyptischen Wörterbuch angenommen haben. Allerdings wird das Wort für „Euter" anders geschrieben, so, als wäre es eine Weiterbildung von *pḥwj*· „Hinterer".

[6]) Die Listen der Körperteile nehmen hinsichtlich der Genitalien nur auf den Mann Bezug.

[7]) Zaub. f. M. u. K. 4, 7.

[8]) Pap. mag. Vatikan 4, 9.

[9]) Petosiris Nr. 148, 5.

[10]) Frauenbuch Kahun 1, 9; vgl. dazu auch ebenda 1, 19.

[11]) Frauenbuch Kahun 1, 12.

[12]) Ramesseum Pap. med. Gardiner (von Dawson, Ztschr. f. ägypt. Sprache Bd. 62, 1927, 22 zitiert).

[13]) Eb. Nr. 832 (96, 20).

[14]) Frauenbuch Kahun 1, 25 (mit ausdrücklicher Erwähnung, daß die Frau schlecht hören kann). Ich habe bei dieser Stelle daran gedacht, *knś* sei am Nacken zu lokalisieren. Aber das ist wohl nicht richtig vermutet.

[15]) Eb. Nr. 164 (33, 19).

den Mann beziehen, und auch ein „krank sein" (*mr*) des *knś* in Verbindung mit Harnstörungen[1]) (denn es ist in beiden Fällen nicht angegeben, ob es sich um eine Frau oder um einen Mann als Patienten handelt). Bei Gebärmuttervorfall soll das *knś* der Frau gesalbt werden[2]).

Wir haben, und ich im besonderen habe es getan, im Ägyptischen Wörterbuch an den „Damm", das Perineum, für *knś* gedacht, und andere haben es vor uns getan[3]). Dagegen hat ein Mediziner allgemeiner „pubes, hypogastric region" vorgeschlagen[4]). Ich halte diese Deutung für zu allgemein und unbestimmt, und ich glaube persönlich weiter an *knś*-„Damm": die Lageangaben scheinen mir nicht dagegen zu sprechen.

2. Geschlechtsorgane des Mannes

Von ihnen werden unterschieden und mit eigenen Bezeichnungen benannt: Penis samt Scrotum, die Hoden, die Vorhaut, und vielleicht die vordere Öffnung in der Glans.

Penis samt Scrotum werden im hieroglyphischen Schriftbild immer im erigierten Zustand abgebildet mit beiden Hoden im Scrotum, bald mit, bald ohne Andeutung des Ausflusses. Das Bild der Hoden allein zeigt ebenfalls beide Organe mit Weglassung des Penis. Die physiologische Bedeutung der Hoden war bekannt: „es sind zwei *mt*-Gefäße zu den *ẖrwj*-Hoden: sie sind es, die den *mtwt*-Samen geben"[5]). Das ist aber auch die einzige Erwähnung der Hoden in der Medizin. Man wußte auch, was der Verlust der Hoden bedeutet: als im Märchen von den beiden Brüdern der jüngere sich sein Glied (samt Hodensack) abgeschnitten hatte, „wurde er schwach und schlaff und zu einem Weibe"[6]).

Der anatomische Name[7]) des Penis ist *ḥnn*, eine Bezeichnung, die auch sonst in der Sprache für das Glied des Mannes gebräuchlich ist, und die eigentlich „Hacke" des Landmannes als Gerät für die Feldbestellung bedeutet[8]). Als etwas Selbstverständliches und Leben Bekundendes wie „Luft in der Nase, ist Samen im Penis"[9]) der „aus dem Penis herauskommt"[10]), beim „Koitus mit dem Penis"[11]) oder auch durch Masturbation[12]). Zu diesem

[1]) Eb. Nr. 283 (50, 16) und 261 (48, 21).
[2]) Eb. Nr. 790 (93, 21); vgl. Nr. 832 (96, 20).
[3]) V. Loret, Recueil de travaux 18, 1896, 179.
[4]) Dawson in Ztschr. f. ägypt. Sprache Bd. 62, 1927, 22.
[5]) Eb. 100, 7. — Zur Entstehung des Samens aus dem Knochenmark vgl. oben Seite 20, 3.
[6]) Pap. d'Orbiney 8, 1 und 10, 2.
[7]) Es gibt noch andere Namen, die aber medizinisch nicht gebräuchlich sind.
[8]) Dazu Grapow, Bildliche Ausdrücke S. 157.
[9]) Pyr. 1061.
[10]) Horus und Seth Kahun 2, 8.
[11]) Pyr. 510.
[12]) Z. B. Pyr. 1248 sowie bei der Päderastie zwischen Horus und Seth.

Zweck muß „der Penis steif werden (*nḫt*)“[1]) oder „ꜥꜣ-dick“[2]). Die Erektion kann entweder natürlich gewollt erfolgen, kann aber auch die unfreiwillige Folge einer Verletzung eines Nackenwirbels sein[1]), und sie kann auch durch künstliche Versteifung des Penis mit einer (Zauber-)Salbe, deren Bestandteile nicht angegeben sind, bewirkt werden[3]).

Die Ansatzstelle des Penis am Körper scheint dessen *pḥwj*-„Ende“ zu heißen, an dem ein krankhafter Zustand bewirkt, daß der Penis „waagerecht steht, sich nicht nach unten senken, nicht nach oben erheben kann“[4]). Die Ausgangsstelle an der Glans wird augenscheinlich mit dem Wort *bꜣḥ* bezeichnet, das wohl nicht einfach ein Synonym zu *ḥnn* ist. Dafür spricht, daß in einer Liste der Körperteile *ḥnn* und *bꜣḥ* wie zwei verschiedene Organe nacheinander genannt werden[5]). Dagegen spricht nicht der übertragene Gebrauch von *bꜣḥ* in den zusammengesetzten Präpositionen *m bꜣḥ* „vor (etw.)“ und so weiter, auch nicht das Vorkommen von *bꜣḥ* in der Medizin: Aus dem *bꜣḥ* fällt bei krankhaft angeregtem Samenerguß der Same[6]), und bei Harnstörungen wird das *bꜣḥ* mit Salbmitteln bestrichen[7]); denn der Harn kommt aus ihm hervor.

Die „Vorhaut“ hieß wohl *ṯꜣm*[8]); sie wurde bei der Beschneidung dem Knaben abgelöst[9]). Die Vermutung, das ein Wort *šnd·t* die „Vorhaut“ bezeichnet[10]), entbehrt meines Dafürhaltens der Begründung.

Das Wort für den männlichen „Samen“ lautet *mtw·t* und wird genauso geschrieben wie das Wort *mtw·t*-„Gift“. Ob beide Wörter ursprünglich identisch waren, so daß man den „Samen“ für giftig gehalten hat??[11]) Der *mtw·t*-„Same“ ist das Produkt der Hoden[12]) und kommt aus dem Penis

---

[1]) Wundenbuch Fall 31.

[2]) Traumbuch 2, 11.

[3]) Horus und Seth, Beatty 11, 7; vgl. dazu das über *bꜣḥ*-„Glans“ Bemerkte.

[4]) Wundenbuch Fall 31 (Glosse).

[5]) Sonnenlitanei Grab 17, 183—184; in den Varianten mit derselben verkürzten Schreibung wie in den gleich anzuführenden Stellen aus dem Pap. Ebers.

[6]) Wundenbuch Fall 31. Das Wort *mj·t* dort muß doch den „Samen“ bezeichnen, nicht den „Urin“, wie Breasted übersetzt: er soll aus dem erigierten Penis fließen!

[7]) Eb. Nr. 269—270 (49, 14ff.) und Nr. 781 = 93, 1 (dies Rezept ist unvollständig; ihm fehlt die Überschrift, und vielleicht noch mehr am Anfang des eigentlichen Rezepts).

[8]) So haben wir im Wörterbuch auf Grund der zu *ṯꜣm* angegebenen Stellen vermutet. — Zur Frage, ob das Fremdwort *ḳrnt* die Vorhaut bezeichnet oder ob nicht, vgl. Hölscher, Libyer und Ägypter, S. 44ff.

[9]) Vgl. Erman, Reden und Rufe, S. 61.

[10]) B. Ebbell, Acta Orientalia XV 308. Aber ich gebe zu, daß die herkömmliche Übersetzung von *šnd·t* an der von ihm besprochenen Stelle des Ebers (Nr. 732) „Dorn im Fleisch“ ihr Bedenkliches hat. Das ist von Ebbell mit Recht hervorgehoben worden.

[11]) Vgl. Grapow, Anatomische Kenntnisse, Anm. a zu Seite 22 sowie Sethe, Kommentar zu Pyr. 681.

[12]) Eb. 100, 7.

hervor[1]). Er bewirkt das *bkꜣ*-„schwanger werden“[2]), kommt in den Bauch der Frau[3]), und was derlei mehr ausgesagt wird.

Aber über das Physiologische sind sich der ägyptische Arzt und erst recht der ägyptische Laie durchaus nicht klar gewesen und konnten es auch nicht. Jedenfalls herrschten über die Wirksamkeit des Samens die merkwürdigsten Vorstellungen, auf die ich eingangs schon hingewiesen habe. Besonders seltsam ist die Erzählung, wie Seth durch Verschlingen der mit dem Samen des Horus befeuchteten Lattichblätter schwanger wird und dann aus seinem Scheitel den Samen in Gestalt einer goldenen Scheibe gleichsam gebiert[4]). Und bei der Erschaffung der ersten Lebewesen nimmt der Sonnengott seinen eigenen, durch Masturbation gewonnenen Samen in den Mund und speit ihn dann wieder aus, wodurch Schu und Tafnet als erste Götter entstehen[5]). Interessant sind solche Stellen deshalb, weil offenbar die Vorstellung bestand, daß die Aufnahme des Samens in den Körper, gleichviel wo, ihn zur zeugenden Wirkung bringt, ganz ähnlich wie im Leibe der Frau, von deren Geschlechtsorgan man ja auch nur das äußerlichste kannte.

In der Schilderung der Begattung der Königin durch den Gott Amun[6]): „Sie erwachte wegen des Geruchs des Gottes. Sie lächelte angesichts Seiner Majestät. Er ging sogleich zu ihr, er wurde brünstig gegen sie, er gab sein Herz (*ỉb*) in sie, er ließ sie ihn sehen in seiner Gestalt des Gottes, nachdem er vor sie gekommen war, indem sie jauchzte beim Anblick seiner Schönheit. Seine Liebe ging in ihren Leib (*ḥʿ*)“ könnte *ỉb* „Herz“ ein Euphemismus für Penis oder Same sein. Denn die Samen führenden Gefäße zu den Hoden haben ja im Herzen ihren Ursprung.

3. Geschlechtsorgane des Weibes

Der von außen sichtbare, mit den Schamhaaren bewachsene[7]) Teil der weiblichen Scham, die Vulva, heißt *kꜣ·t*. Das hieroglyphische Bild stellt ein kleines, auf einer Spitze stehendes Dreieck dar mit zuweilen leicht nach außen gewölbten Seitenlinien; in alten Texten zeigt das Dreieck in der Mitte eine kleine Öffnung[8]) oder unten an Stelle der Spitze einen Spalt[9]).

---

[1]) Pyr. 1061; und sonst.

[2]) Mehrfach erwähnt.

[3]) Pyr. 1416; und sonst.

[4]) Horus und Seth, Beatty 11, 12ff.

[5]) Vgl. zur Sage: Sethe, Amun § 241 und Grapow, Ztschr. f. ägypt. Sprache Bd. 67, 1931, 34ff.

[6]) Urk. IV 219; vgl. dazu Grapow, Bildliche Ausdrücke S. 124.

[7]) So z. B. Horus und Seth, Beatty 4, 2: Hathor tritt vor ihren Vater, den Sonnengott, und entblößt, um ihn zu erheitern, ihre *kꜣ·t* vor ihm; das Wort ist mit dem Determinativ des Haares gekennzeichnet.

[8]) Pyr. 1273.

[9]) Pyr. 2065.

Die Vulva entspricht dem Penis[1]). Sie ist die untere Leibesöffnung wie die Nase die obere[2]). In sie werden die flüssigen Heilmittel eingeträufelt, welche Erkrankungen der Vagina und des Uterus beheben sollen[3]). Aus der Vulva der Himmelsgöttin kommt der Sonnengott aus Morgen wieder hervor, der abends durch den Mund der Göttin in sie aufgenommen worden ist. Zu alledem und zu ähnlichen Erwähnungen des Körperteils und für die Bestimmung des Wortes *kꜣ·t* als „Vulva" paßt auch, daß *kꜣ·t* ein derbes Schimpfwort für ein Frauenzimmer[4]) ist, und daß eine Pflanze, die wir nicht weiter kennen, „Vulvageruch" heißt[5]).

Außer diesem Wort für die Vulva kennen wir noch eine Reihe von Bezeichnungen[6]) der Geschlechtsorgane des Weibes im allgemeinen, im unklaren und im besonderen, von denen wir die folgenden ziemlich genau bestimmen können. Im übrigen wird *kꜣ·t* auch für Vulva weiblicher Tiere[7]) verwendet.

Das Wort für die „Vagina" *šd* ist gewiß identisch mit dem ebenso lautenden Wort für „Mörser" (aus Stein) und wird einmal auch ebenso geschrieben, mit dem Begleitzeichen des Steins[8]); an den beiden anderen Stellen steht dafür das Zeichen des Fleischstücks. Denn öfters wird das Organ nicht genannt, dessen Erkrankungen zweimal zugleich mit solchen des Uterus auftreten: „Rezept für stechende Schmerzen im Uterus, indem die *bnw·t*-Krankheit in der Vagina entstanden ist"[9]). Das dritte Rezept ist bestimmt gegen Krankheiten „in den Lippen (*śp·tj*) der Vagina"[10]).

Das hieroglyphische Bild, welches das Wort für den „Uterus" *ḥm·t* begleitet, stellt, wie schon eingangs bemerkt, den Uterus einer jungen Kuh[11]) mit den Eierstöcken dar[12]). Aber auch das Wortzeichen *ḥm*, mit dem das Wort stets geschrieben wird (und ebenso *ḥm·t* „Frau" und andere hierher gehörige Wörter des Stammes *ḥm*) stellt, ähnlich dem bei *kꜣ·t* gebräuchlichen Zeichen, die weibliche Scham dar.

---

[1]) Pyr. 2065: *ḥnn*-„Penis" neben *kꜣ·t*-„Vulva".

[2]) Vgl. Frauenbuch Kahun 3, 22.

[3]) In den Rezepten und auch in Diagnosen zum Heilen von Frauenleiden passim. Hier wird das Wort auch mehrmals nur mit dem Fleischstück geschrieben. Die Abkürzung ist sicher *kꜣ·t* zu lesen und ebenso klar von *ḥm·t*-„Uterus" wie von *šd*-„Vagina" unterschieden.

[4]) Brüdermärchen Pap. d'Orbiney 7, 8 (sehr derb, etwa „dreckige Fotze"); auch hier zeigt das Wort das Begleitzeichen des Haares. — Vgl. auch Prisse 10, 12.

[5]) *ḫnm-kꜣ·t* (Edfu, Piehl Inscr. II 119).

[6]) Vgl. Lefebvre § 48.

[7]) Hearst 10, 18 „Blut der Vulva einer Hündin" als Bestandteil eines Enthaarungsmittels; vgl. auch Eb. 65, 21.

[8]) Eb. Nr. 817 (95, 22).

[9]) Eb. Nr. 813 (95, 16) und Nr. 818 (96, 2).

[10]) Eb. Nr. 817 (95, 22).

[11]) Vgl. Gardiner, Grammar: Sign-list unter F 45 und seine Bemerkung ebenda über die Identifizierung des Hieroglyphenbildes mit dem Körperteil der Kuh.

[12]) Die Eierstöcke hat der Ägypter abgebildet, aber er kannte sie wohl nur beim Tier, und über ihre physiologische Bedeutung konnte er ja nichts wissen.

Im *ḥm·t*-„Uterus“[1]) wird das Kind entwickelt. So ist es zu der Bezeichnung *mw·t-rmṯ* „Menschenmutter“ für den Uterus gekommen, die freilich selten belegt ist[2]). Medizinisch wird der „Uterus“ als *ḥm·t* fast nur als Organ genannt, dessen Erkrankungen allerlei Art behandelt werden sollen, und hat dann auch wohl zugleich die Bedeutung wie Vulva[3]). Und auch sonst wird *ḥm·t* „Uterus“ nur selten als Entstehungsort des Embryo erwähnt[4]).

Bei Hinweisen in den Texten auf den Geburtsakt ist vom Uterus nie die Rede, sondern nur allgemein vom *ẖ·t*-„Bauch“ der Mutter[5]), „in welchem das Kind sich befindet“, „aus dem es herauskommt“, „den das Kind bei der Geburt spaltet (*wp*)“, „aus dem das Kind gelöst wird (*śfḫ*)“, und in ähnlicher Weise. — Wirksam ist nach ägyptischer Vorstellung allein der Same des Mannes. Wie die Wirkung zustande kam, war unbekannt und mußte es sein. Denn das weibliche Ei und alles, was mit ihm bei der Befruchtung und als ihre Folge geschieht, konnte nicht bekannt sein. Und die ganz gewöhnliche Übertragung des Vogeleis auf den Menschen zur Bezeichnung des Sitzes des keimenden Lebens „im Ei sein“ = ungeboren; „aus dem Ei entstehen“ und wie diese Ausdrücke alle lauten, sind bildliche Wendungen. Die allgemeine Vorstellung, die gewiß auch die des Arztes war, kommt im Hymnus auf den Sonnengott von Amarna als Schöpfer besonders deutlich zum Ausdruck: „der du den Samen sich entwickeln läßt in den Weibern, der du Wasser (= Same) zu Menschen machst“[6]).

Eine feste Bezeichnung für den Embryo scheint nicht gebräuchlich gewesen zu sein. Er heißt „Kind“[7]) oder „der im Bauch Befindliche“[8]) oder, mit dem schon erwähnten bildlichen Gebrauch vom Ei (Übertragung vom Vogel) „der in seinem Ei Befindliche“[9]).

In einer wenig eingehenden Erzählung (in einem Märchen) von der Geburt von Drillingen wird zwar angegeben, daß das Neugeborene gewaschen wird und daß seine Nabelschnur abgeschnitten wird, aber die Nachgeburt wird weder in dieser Geschichte noch irgendwo sonst erwähnt. Gleichwohl ist

[1]) Er hat eine „Öffnung“ (*rꜣ*): Pap. mag. Harris 6, 8 und London med. Pap. 14, 7 erwähnt.

[2]) Eb. Nr. 789 = 93, 18 (Gebärmuttervorfall ?); Frauenbuch Kahun 2, 25 (in unklarem Zusammenhang). — Auch der Uterus einer Katze wird so bezeichnet (als Bestandteil eines Mittels gegen das Ergrauen der Haare) Eb. Nr. 453 (65, 11).

[3]) Wie in den zur Bestimmung von *knś* „Damm“ oben Seite 84 angegebenen Stellen.

[4]) Z. B. Lacau, Textes religieux Nr. 17 von Horus *m ẖnw ḥm·t* „im Innern des Uterus“ der Isis; aber in demselben Text daneben auch „befindlich im Bauch seiner Mutter“.

[5]) Der Sonnengott schickt im Märchen göttliche Geburtshelferinnen, welche eine Priesterfrau „entbinden sollen von den Drillingen, die in ihrem Bauch sind“ (Pap. Westcar).

[6]) Amarna ed. Davies VI 27, 6.

[7]) Einmal (Eb. 42, 3) ist vom *wnw*-„Kind“ die Rede, das eine Frau erwartet.

[8]) Ägyptisch *ỉmj ẖ·t* oder *ntj m ẖ·t*.

[9]) Ägyptisch *ỉmj św ḥ·t·f* und ähnlich.

vermutet worden, daß das hieroglyphische Schriftzeichen für den Konsonanten *ḫ*, ein kleiner Kreis mit einer aus eng stehenden waagerechten Linien als Innenzeichnung, die Placenta darstelle, und man hat allerlei kulturgeschichtliche Folgerungen aus dieser Vermutung gezogen[1]). Aber greifbar ist weder das Wort *ḫ* für die Placenta noch die Sache.

Die sehr häufige Verwendung des Wortes für den Bauch im Sinne von Mutterleib kann so volkstümlich gewesen sein wie sie es vulgär auch bei uns ist. Aber tatsächlich gab es die Vorstellung, daß der Uterus nach der Leibeshöhle hin offen war und daß, zum wenigsten in Mythologie und Märchen[2]), eine Schwangerschaft durch den Mund erfolgen konnte. Ich habe schon mehrfach diese Seltsamkeit[3]) erwähnt und will hier nur noch darauf hinweisen, daß zwar *mt*-„Gefäße" zu den Hoden angenommen wurden, daß solche zu den Geschlechtsteilen des Weibes aber nicht genannt werden. Das ist gewiß kein Zufall, sondern wird darauf beruhen, daß der ägyptische Mediziner außer über den Ort der Entstehung des Kindes von allem sonst dafür entscheidend Wichtigen gar nichts wußte, abgesehen vom Vorgang der Begattung.

Die Menstruation, *ḥsmn* „Reinigung", hat man in ihrer Regelmäßigkeit beobachtet und ihr Ausbleiben[4]) auf „Hemmung (*šnʿ*) des Blutes im Uterus (*ḥm·t*)" zurückgeführt, da sie doch durch „Blut im *ḥm·t*-Uterus" bewirkt wird[5]). Über ihr natürliches Aufhören und dessen Folgen sagen uns die Texte nichts.

---

[1]) Sethe in Grabdenkmal des Sahure II Text S. 77; dazu Gardiner, Grammar, Sign-list unter Aa 1.

[2]) Im Märchen von den zwei Brüdern „dringt ein Splitter der gefällten Perseabäume in den Mund der Prinzessin; sie schluckte ihn hinunter und wurde im selben Augenblick schwanger" (d'Orbiney 18, 5).

[3]) Sie hat ein gewisses Gegenstück in dem abstrusen Dogma von der Geburt des Stifters des Christentums aus dem uterus clausus (Ad. v. Harnack, Dogmengeschichte, 1914, S. 332).

[4]) Edwin Smith 20, 13.

[5]) Eb. Nr. 832 (96, 21); 833 (97, 2).

VIII. Bein und Fuß

Von den Vorstellungen der ägyptischen Ärzte über den Bau des Beckengürtels wissen wir nichts, worauf ich schon oben S. 61 hingewiesen habe. Die ganz vage Bezeichnung „die Wurzeln ihrer Oberschenkel" (*wꜣb·w n mn·tj·ś*)[1] bei einer Frau, die infolge einer Erkrankung ihrer Genitalien am After, am *knś*-Damm und eben an den Wurzeln ihrer Oberschenkel leidet, also an deren obersten Teilen, ist die einzige Andeutung darüber, wie man sich die Verbindung des Rumpfes mit den Beinen gedacht haben mag. Denn schwerlich hat man darüber ähnlich Bescheid gewußt wie über den Schultergürtel, dessen wesentliche Teile, Schulterblatt und Schlüsselbein, und ihre Verbindung mit dem Brustbein einschließlich des Armansatzes schon äußerlich viel besser erkennbar sind als das Becken und die Einlenkung der Beine.

Das Bildzeichen, das die Wörter für Bein, Oberschenkel, Knie, Unterschenkel, Fuß in der Regel begleitet, stellt das Bein von der Seite gesehen dar: über dem in der Länge sichtbaren Fuß den Unterschenkel und mit leichter Beuge des Knies den Ansatz des Oberschenkels. Daneben gibt es noch ein zweites Zeichen, das nur den Unterschenkel mit dem Fuß abbildet; bei den im folgenden besprochenen Wörtern wird es bis auf *ṯbw* „Sohle" so gut wie nie verwendet[2].

Von den ziemlich zahlreich in der Sprache vorhandenen Bezeichnungen für das Bein und seine Teile erwähne ich nur diejenigen, die in ihrer Bedeutung bestimmbar sind und anatomisch etwas lehren[3]. Und deren sind, aufs Ganze gesehen, nicht eben viele. Zumeist müssen wir uns damit begnügen, ein in den Texten genanntes Wort mehr oder weniger sicher mit dem Teil des Beines zu identifizieren, der wohl gemeint sein könnte, ohne Näheres über ihn zu erfahren.

Die Sprache besitzt Wörter, welche das Bein als Ganzes benennen. Aber gerade die beiden, welche dafür im besonderen in Anspruch zu nehmen sind, *wʿr·t* und *rd*, haben diese allgemeine Bedeutung nicht ausschließlich[4]. Denn

---

[1]) Frauenbuch Kahun 1, 9.

[2]) Das Zeichen ist in der Schrift fast völlig auf die Abbildung des Konsonanten *b* beschränkt.

[3]) Bei G. Lefebvre sind diese Wörter vollzähliger zu finden.

[4]) Zu *wʿr·t* vgl. die Bemerkungen von G. Lefebvre § 60.

wʿr·t, dessen Begleitzeichen einmal seltsamerweise den Fuß nicht zeigt (nur Ober- und Unterschenkel sind gezeichnet[1])) wird auch im Dual vom Ort der Geburt[2]) gebraucht, also im Sinne von „Oberschenkel", und *rd*, das im Dual *rd·wj* gewiß oft genug einfach „die beiden Beine" schlechthin meint, hat auch die ganz gesicherte Bedeutung „Fuß".

In den Beinen sind nach der Theorie des einen der beiden Bücher von den Gefäßen „sechs *mt*-Gefäße", von denen „drei führen zum rechten *rd*-Bein, drei zum linken *rd*-Bein", bis sie „die Fußsohle (*ṯb·t*) erreichen"[3]). Krankhafte Überfülle der Gefäße des Afters an Harn bewirkt nach Meinung des anderen jener Bücher, daß „die *mt*-Gefäße der *rd*-Beine anfangen abzusterben"[4]).

Für „Oberschenkel" kennen wir zwei Bezeichnungen: *mn·t* und *mꜣś·t*. Bei *mn·t*, das wir in dem Ausdruck „Wurzeln der Oberschenkel" schon erwähnt haben, als Benennung des Beinansatzes, ist die Bedeutung „Oberschenkel" völlig klar[5]). Die an ihrem Geschlechtsteil kranke Frau soll ihre Oberschenkel spreizen[6]), um ein Mittel eingeführt zu bekommen; zwischen den Oberschenkeln findet die Geburt statt[7]); bei der Behandlung einer Frauenkrankheit soll „Myrrhe und Weihrauch zwischen die Oberschenkel gegeben werden"[8]); „Bauch" (*ẖ·t*) und Oberschenkel eines Kranken sollen eingerieben werden[9]). Genaueres erfahren wir über den Oberschenkel dann noch aus dem einen der Gefäßbücher: „es sind zwei *mt*-Gefäße vorhanden zu seinem Oberschenkel. Wenn er an seinem Oberschenkel leidet und seine Beine (? Füße ?, *rd·wj*) zittern", dann wird festzustellen sein, „daß das *štjw*-Gefäß seines Oberschenkels Krankheit empfangen hat"[10]) (gegen die ein Trankmittel verordnet wird).

Das zweite der genannten Wörter, *mꜣś·t*, bedeutet in einer Reihe von Stellen gewiß ebenfalls „Oberschenkel", wenn auch die Rezepte gegen „Krankheit" (*mr·t*) an oder in ihm[11]), gegen „Jucken" (*wšʿ·w*)[12]) und andere Zustände[13]) nichts für diese Bedeutung besagen. Und gewiß ist „Knie"[14]) zu

---

1) Urk. I 103.

2) Gardiner, Ztschr. f. ägypt. Sprache Bd. 47, 1910, 92 und 94 (Note g); vgl. vielleicht auch Frauenbuch Kahun 2, 7.

3) Eb. 100, 6.

4) Eb. 103, 18.

5) Vgl. auch Horus und Seth, Beatty 11, 3 und Eb. Nr. 499.

6) Frauenbuch Kahun 3, 9 (*wp mn·tj*); dazu vgl. Lefebvre § 37 (*wp·t mn·tj* „pli de l'aine").

7) Z. B. Pyr. 262 (mit eigentümlichen Begleitzeichen von *mn·tj*). — Die Innenflächen der Oberschenkel, zwischen denen das Kind zur Welt kommt, heißen *iḥ·tj*.

8) Edwin Smith 21, 2.

9) Eb. Nr. 808 (95, 1).

10) Eb. 103, 6.

11) Eb. Nr. 609 (77, 9).

12) Eb. Nr. 591 (75, 16).

13) Eb. Nr. 603 (76, 19); Nr. 634 = 79, 19 (*mt n mꜣś·t*).

14) Siehe die Bemerkungen von G. Lefebvre § 59.

eng, wenn es auch ein zweifelloses Verbum *mꜣś* „knien" gibt[1]). Aber mit dem Begriff „Knie" hat *mꜣś·t* doch etwas zu tun, denn das Knie befindet sich an ihm.

Das „Knie" *pꜣd* (alt wohl *pꜣḏ*, später *pd*), das medizinisch nur einmal in einer Rezeptüberschrift[2]) als „krank" erwähnt ist, hat seinen Namen wohl von seinem charakteristischen Teil, der Kniescheibe, bekommen, die jedenfalls dem Ägypter als ein wesentlicher Teil erschienen sein muß, da er das Knie nach ihr benannt hat[3]). Das Wort *pꜣd* (*pꜣḏ*) bedeutet eigentlich „kleiner runder Kuchen", der „aus dem *mꜣś·t*-Oberschenkel herauskommt"[4]), womit vielleicht gemeint sein könnte, daß die Kniescheibe unten am Oberschenkel sichtbar und abtastbar hervortritt.

Der Unterschenkel wird in den medizinischen Texten nur schwach erkennbar. Wir glauben ein Wort für das „Schienbein" (*śbḳ*)[5]) feststellen und in dem Ausdruck *ḥꜣ·t śḏḥ* vielleicht noch eine andere Bezeichnung dafür als „Vorderseite des *śḏḥ*-Beines"[6]) erkennen zu können. Und in dem Wort *śśt* vermuten wir die „Wade". Aber anatomisch erfahren wir aus dem Vorkommen von *śḏḥ* und *śśt* nichts, es sei denn, daß G. Lefebvre mit seiner scharfsinnigen Vermutung Recht hat, eine späte Schreibung des Duals von *śḏḥ*, mit zwei Zeichen des Knochens, solle Schienbein und Wadenbein bezeichnen[7]).

Etwas mehr wissen wir von einer anderen Benennung *inś·t* für den unteren Teil des Beines, an dem ein *mt* (Gefäß, Muskel oder ähnliches) durch einen Umschlag behandelt werden soll[8]) und auf den, in Verbindung mit einem Trankmittel gegen eine unbekannte Krankheit mit fremdartigem Namen, ein Einschnitt gemacht werden soll[9]).

Der „Fuß" heißt *rd*, wenn es auch oft zweifelhaft ist, ob mit diesem Wort das Bein als solches oder nur der Fuß im besonderen gemeint ist. Am Fuß werden die „Ferse" *tbś*[10]), die medizinisch nicht erwähnt wird, sowie Fußsohle und Zehen unterschieden.

Für die Fußsohle gibt es zwei Bezeichnungen, eine medizinisch nicht vorkommende *ṯbw*[11]) und eine auch in den medizinischen Texten erwähnte *ṯb·t*,

---

[1]) Pyr. 1535.

[2]) Eb. Nr. 612 (77, 15).

[3]) An dieser meiner Erklärung halte ich fest, trotz Lefebvre § 59 (Ende).

[4]) Pyr. 378 und dazu Sethe im Kommentar zur Stelle.

[5]) Medizinisch kommt das Wort nicht vor. Aber auf einem Relief des Alten Reiches (Ti-Grab Taf. 110) erhält beim „Schifferkampf" (vgl. Erman, Reden und Rufe S. 57) einer einen Stoß mit einer Stange gegen das erhobene Schienbein und beklagt sich, daß sein *śbḳ* getroffen sei.

[6]) Eb. Nr. 128 (27, 21).

[7]) Lefebvre § 56; vgl. auch § 61.

[8]) Pap. med. Berlin 3038 Nr. 122 (123).

[9]) Hearst Nr. 171.

[10]) Pap. Turin P. u. R. 136, 3.

[11]) Pyr. 681 und 917.

ein Wort, das oft auch die Bedeutung Sandale hat. Von der Fußsohle, bis zu der, als dem unteren Ende des Körpers, die Gefäße der Beine reichen (vgl. oben Seite 92)[1]), wird an einer Stelle des Wundenbuches noch besonders ihre Unterseite genannt, „der Bauch der Sohle" (*ẖ·t nt ṯb·t*), in welche infolge einer bestimmten Verletzung des Kopfes „die Spitzen der Zehen (*tp·w šꜣḥ·w*) verkrampft sind"[2]).

Die „Zehen" (*šꜣḥ*)[3]) haben wie die Finger „Nägel" (*ʿn·t*)[4]). Die verschiedenen Erkrankungen der Zehen und Zehennägel ergeben anatomisch nichts.

Damit kann ich die Darstellung der altägyptischen Anatomie und Physiologie abschließen. Ich habe mich, um es noch einmal zu betonen, auf diejenigen Körperteile beschränkt, die wir (und die ich) mehr oder weniger genau bestimmen können, unter bewußter Fortlassung einer nicht sehr großen Zahl von Namen für Körperteile des Menschen, über die sich zur Zeit mit gutem Gewissen nichts sagen läßt oder die anatomisch nichts lehren. Und ich habe weiter mit der gebotenen Vorsicht und Zurückhaltung angegeben, was sich zur Physiologie aus den Texten beibringen läßt. Für das Ganze gilt:

Was man nicht weiß, das eben brauchte man,
Und was man weiß, kann man nicht brauchen!

Denn gewiß wird die ärztliche Praxis weiter gewesen sein als die ja oft nachhinkende Erklärung. Von den Erfolgen der ägyptischen Heilmethoden erfahren wir aus den Texten kaum etwas. Sie müssen aber, trotz der mangelhaften Kenntnis vom Bau des Körpers und trotz der merkwürdigen theoretischen Vorstellungen von seinen inneren Organen große gewesen sein. Sonst würden die klassischen Autoren nicht mit solcher bewundernden Hochachtung von der ägyptischen Heilkunst gesprochen haben[5]), deren Einflüsse auf die griechische Medizin sicherlich weitgehendere gewesen sind, als wir zur Zeit noch sehen können.

---

[1]) Eb. 100, 7.

[2]) Wundenbuch Fall 8.

[3]) Pyr. 1315 mit interessantem Begleitzeichen dreier einzelner Zehen; vgl. auch unter anderem Ztschr. f. ägypt. Sprache Bd. 47, 1910, 101ff. — Die Eb. Nr. 647 und 648 (80, 2ff.) in Rezeptüberschriften erwähnten *mt* (Gefäße ?) der Zehen sind nicht bestimmbar.

[4]) Vgl. das auf Seite 53 Bemerkte.

[5]) Ich führe nur an Odyssee 220—232 mit der berühmten Äußerung „dort (in Ägypten) ist jeder ein Arzt, erfahrener als alle anderen Menschen" und Herodots Feststellung (2, 84) „Alles ist voll von Ärzten. Es gibt Ärzte für die Augen, für den Kopf, für die Zähne, für den Bauch und für (andere) innere Krankheiten".

Register

1. Deutsche und lateinische Stichwörter sowie Autorennamen

2. Ägyptische Wörter

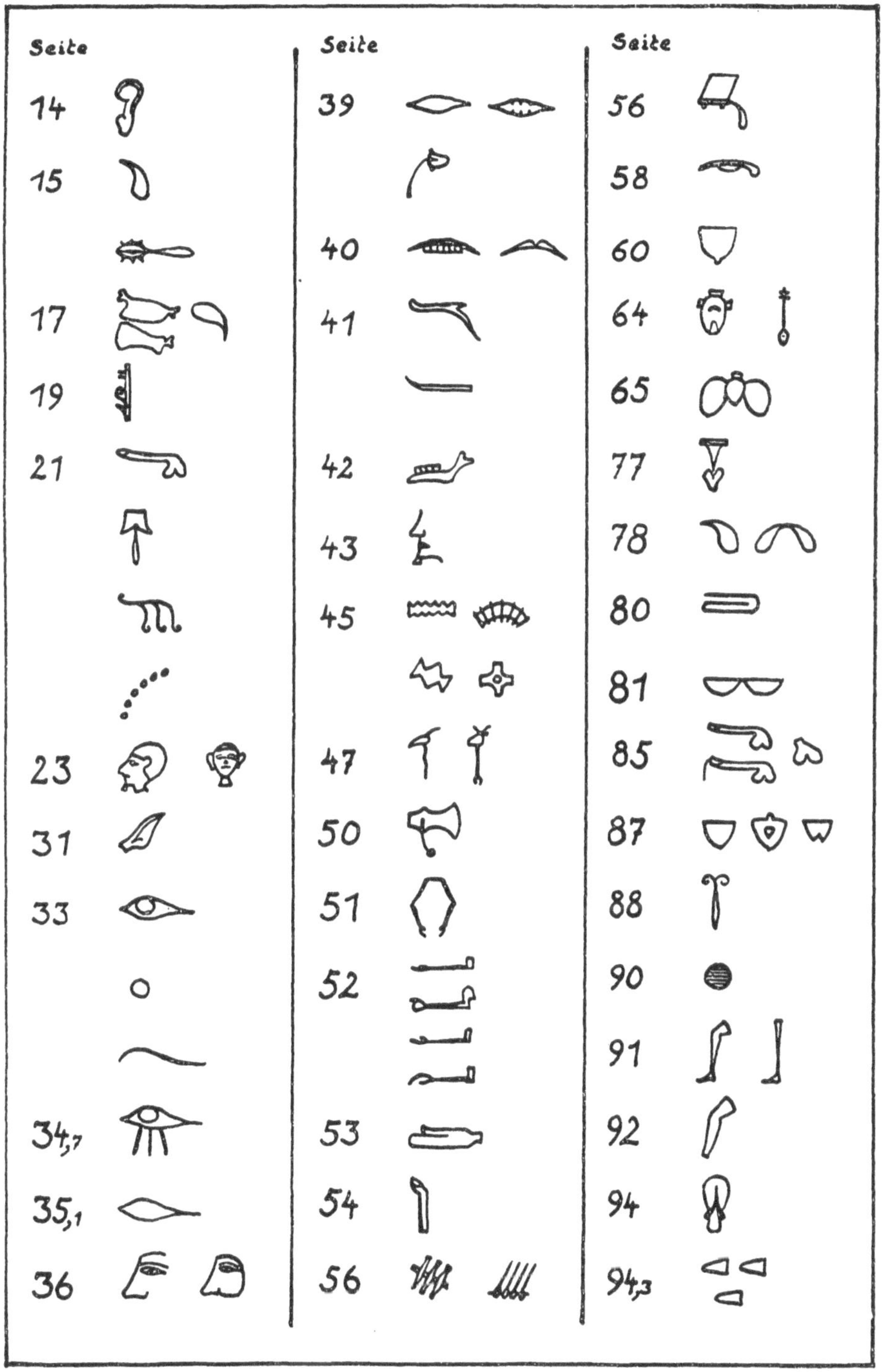
Seite
14
15
17
19
21
23
31
33
34,7
35,1
36
Seite
39
40
41
42
43
45
47
50
51
52
53
54
56
Seite
56
58
60
64
65
77
78
80
81
85
87
88
90
91
92
94
94,3

FSC
www.fsc.org
MIX
Papier | Fördert
gute Waldnutzung
FSC® C083411

Kolibri 360 GmbH
Ferdinand-Jühlke-Straße 7
99095 Erfurt, Deutschland
produktsicherheit@kolibri360.de